"肺"说不可

肺结节与肺癌科普问答

名誉主编　高树庚

主　　编　于　媛

中国协和医科大学出版社

北　京

图书在版编目（CIP）数据

"肺"说不可：肺结节与肺癌科普问答 / 于媛主编. —北京：中国协和医科大学出版社，2024.3

ISBN 978－7－5679－2344－7

Ⅰ.①肺… Ⅱ.①于… Ⅲ.①肺疾病－防治－普及读物 Ⅳ.①R563-49

中国国家版本馆CIP数据核字（2024）第034268号

"肺"说不可——肺结节与肺癌科普问答

主　　编：于　媛
责任编辑：李元君　胡安霞
封面设计：邱晓俐
责任校对：张　麓
责任印制：张　岱

出版发行：**中国协和医科大学出版社**
　　　　　（北京市东城区东单三条9号　邮编100730　电话010-65260431）
网　　址：www.pumcp.com
印　　刷：北京联兴盛业印刷股份有限公司

开　　本：710mm×1000mm　　1/16
印　　张：11
字　　数：160千字
版　　次：2024年3月第1版
印　　次：2024年3月第1次印刷
定　　价：68.00元

ISBN 978－7－5679－2344－7

编者名单

名誉主编 高树庚

主　　编 于　媛

副主编 符　晓

编　　者（按姓氏笔画排序）

丁　林　于　媛　王　宇　王　黎　冯雪娜　朱　珍

乔涌起　任夏洋　刘　学　刘金英　刘建欣　闫加庆

李　敏　李国辉　杨　梅　杨芳宇　邹小农　张　浩

陈雪姣　周海燕　赵京文　贾　贝　高　佳　高墨涵

唐　乐　黄进丰　符　晓　梁雅楠　董碧莎　蒋顺玲

摄　　影 丁　林　刘　学

插　　图 高墨涵

主 编 简 介

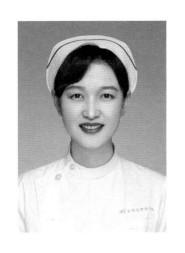

于媛，护理学硕士，副主任护师。中国医学科学院肿瘤医院胸外科护士长，从事胸外科临床护理工作17年，肺癌/食管癌围手术期临床护理经验丰富。主持课题4项，发表论文22篇，授权专利33项。现兼任中国抗癌协会食管癌整合护理专委会主任委员、中华护理学会肿瘤专业委员会青委组长、中国控烟协会理事、中国控烟协会控烟与肺癌防治专委会委员、中国医药卫生文化协会肿瘤防治与科普分会委员、北京胸外科学会护理学组委员、《中国肿瘤临床与康复杂志》编委、《中华现代护理杂志》及《Cancer Control》等杂志审稿专家。

序

　　肺癌是全球负担最重的恶性肿瘤之一。2020年全球范围内肺癌新发病例约为220.7万例，约占全部癌症病例的11.4%，为第2常见恶性肿瘤。全球超过1/3的肺癌发病和死亡病例发生在我国。肺癌发病率在我国男性恶性肿瘤中位居第1位，女性中位居第2位。从20世纪90年代以来一直呈上升趋势。

　　人类与肺癌交恶也不过百年。1933年由Graham主刀的世界第一例肺癌切除术获得成功，在随后的三十年里，无论肺癌的大小及位置，全肺切除术都是肺癌的标准术式；1962年，Shimkin等学者提出里程碑意义的结论，以肺叶切除术取代全肺切除术，成为首选术式；1964年，美国卫生部部长发布了官方白皮书，广泛提高了公众对吸烟与肺癌关系的认识，直接导致美国在接下来二三十年里肺癌发病率出现下降拐点；1992年，Ralph首次报道了运用电视辅助胸腔镜设备行肺叶切除术，标志着肺癌外科治疗进入了微创时代；1995年的一项荟萃分析表明，铂类化疗可使肺癌的1年生存率提高10%。此后，众多化疗药物问世，成为了肺癌手术的辅助治疗方式。近二十年，分子生物学的不断发展为识别基因组和免疫检查点提供了技术可行性，肺癌进入了精准治疗时代。

　　技术在发展，疾病本身也在发生变化，如过去吸烟是肺癌主要危险因素，如今病因非常复杂，过去肺癌的主要病理类型是鳞癌，如今是腺癌。一百年后的今天，虽然我们有更多手段对付肺癌，从诊断到治疗，包括低剂量螺旋CT、胸腔镜微创手术和达芬奇机器人手术等微创技术、介入消融技术、分子靶向药物、免疫药物、细胞毒性抗肿瘤药物等，然而肺癌的预后仍不尽如人意。基于全球71个国家肿瘤生存数据显示，目前肺癌5年生存率仅为10%～20%。应该怎样有效地科普让人们了解如何筛查、如何做决策、怎么

1

配合医疗方案、怎么自我照护，科普工作任重而道远。

中国医学科学院肿瘤医院胸外科自复旦专科排行榜建榜以来，连续13年蝉联榜首，每年为数以万计的肺癌和肺结节患者提供医疗服务。于媛护士长及其团队，积累了大量的肺癌相关知识和管理经验，在长期临床工作中建立了一套科学先进的管理模式，受到业界和患者的好评。

本书以科普的形式，从护理人的角度集结多学科专家，把肺癌和肺结节患者从筛查、诊断、治疗、康复到居家管理这一患病全程可能会遇到的问题以问答方式呈现，配以照片和图示，生动、易懂地呈现给大家。帮助患者从混乱和恐慌中找到秩序，学会科学合理地就医，实现健康获益最大化。

在此，祝贺本书喜获出版，相信可以为患者和有需要的朋友提供帮助。

国家癌症中心副主任
中国医学科学院肿瘤医院副院长

2024年1月

前　言

2016年，中国协和医科大学出版社出版了《肺癌患者护理与家庭照顾》一书，一直深受读者好评，在同类图书中销量领先。读者喜爱的原因可能有以下几点：一是本书囊括了患者在患病、治疗、康复过程中最关心的问题；再者表述直白易懂，重要的是多学科专家参与了本书的编写，包括外科、内科、放疗科、诊断科、病理科、检验科、心理咨询、护理等，使得内容完整而全面。

7年过去了，时移世易，书中的部分内容已无法满足读者的需求。首先，由于体检观念的普及、检测设备的迭代，越来越多的早期肺癌被发现（甚至不能称之为"癌"，肺结节更为恰当），发现肺结节该何去何从？如何选择对自己最有利的治疗方式？其次，治疗手段越来越微创和多样化：手术创伤更小，康复更快；抗肿瘤药物口服即可。这些就导致了肺癌治疗阵地的转移——从住院治疗到大部分时间患者居家治疗。所以患者更需要自我照护的知识和技能。再次，随着人们健康素养的提高，对于疾病预后的期望值也更高。如何让患者在患病后建立信心，为重返社会和工作岗位做好充足准备，也是我们关心的问题。

综上，本书修订了相关内容，调整比例近50%。在预防方面，增加了怎么应对雾霾天气和厨房油烟等读者关心的话题；在诊断和临床决策方面，补充肺结节、"磨玻璃"相关科普知识，为看体检报告抉择两难的朋友提供建议；在外科治疗方面，增加了预康复、射频消融治疗、机器人手术等热点话题；在内科治疗方面，补充了居家口服抗肿瘤药物注意事项、如何参加新药临床试验等。书中插图和照片图均为团队自制，力图更加生动易懂。

感谢白岩松老师倾情推荐，感谢高树庚院长挥翰题序。为了满足患者从

"生存"到"生活"的期望,我们一直尝试在"cure"的同时"care"。希望我们能陪伴您抵御疾病、守护健康,做您防癌抗癌路上的知心朋友。

于　媛

2023年8月

目　录

一、预 防 篇

I

1. 什么是肺癌？

肺癌是起源于支气管黏膜和腺体的一类恶性肿瘤。近50年来，全世界肺癌的发病率明显增高。2022年国家癌症中心发布的全国癌症报告显示，肺癌的发病率和死亡率在恶性肿瘤中均位列第一。我国每年新发肺癌病例超过70万例，因肺癌死亡人数超过60万，占全球的40%。且人数在逐年上升，预计2025年我国肺癌年新发病例将达到100万。肺癌患者以男性为主，但近年来，女性肺癌发病率也明显增加。发病年龄大多在40岁以上。按照肺癌发生部位分类，肺癌可分为中央型和周围型（图1）。中央型肺癌起源于主支气管、肺叶支气管，位置靠近肺门；周围型肺癌起源于肺段支气管以下，位置在肺的周围部分。

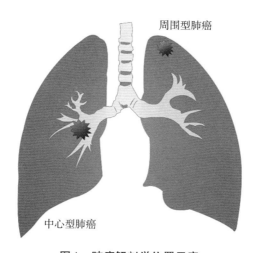

图1 肺癌解剖学位置示意

2. 什么是肺结节？

肺结节是影像学的描述，是指病灶的大小，而不是病灶的性质。在影像检查中发现直径小于3cm的病灶通常称为结节灶，当直径小于1cm时，常称为小结节。肺内结节按性质分为良性、恶性两种。常见的肺内良性结节包括错构瘤、肺炎性假瘤、结核球形灶、肺脓肿等。恶性病变则有可能是原发性肺癌或肺内转移癌。当然部分良性病变长时间之后也可能转化为恶性。初次检查发现的肺部小结节，多数都是良性病变，但也要高度重视，定期复查很重要。

3. 肺结节一定是肺癌吗？

肺结节并不一定是肺癌。事实上，大多数肺结节是良性的。良性结节通常具有明确的边缘、规则的形状，影像学上多数生长缓慢或无明显变化。而恶性结节通常具有模糊的边缘、不规则的形状，有些甚至有毛刺，牵拉胸膜，随访观察一般会有变化。然而影像学表现无法确定肺结节的良恶性诊断，病理学检查才是诊断肺结节良恶性的金标准。

4. 肺癌有哪些高危因素？

肺癌的高危因素主要有吸烟、厨房油烟、空气污染、室内装潢、职业暴露、遗传因素等。

吸烟是目前中国肺癌高发的一个重要因素。烟草中有4000多种化学物质，其中明确的致癌物质有69种，如多环芳烃、亚硝酸铵等。这些有毒化合物被人体吸入肺内后顺着支气管到达肺泡，再通过血流到达全身，危害人体健康。吸烟指数是指每天吸食烟草支数×烟龄，如果每天吸烟超过20支，连续吸烟超过20年，吸烟指数就是400，我们把吸烟指数超过400的这些烟民定义为"肺癌的高危人群"。

厨房油烟也是导致肺癌的危险因素之一。厨房油烟会让女性非吸烟者的肺癌发生风险升高3.79倍。油烟的成分极为复杂，不同种类的食用油在高温下的热解产物多达20多种，主要有醛类、酮类、烃、脂肪酸、芳香族化合物及杂环化合物等，这些都已经被证实是致突变物和致癌物。研究发现，厨房油烟与烧菜时油的温度有直接的关系。当油烧到150℃时，其中的甘油会生成油烟的主要成分丙烯醛。它具有强烈的辛辣味，对鼻、咽喉黏膜有较强的刺激，可导致咽炎、鼻炎等呼吸道疾病。当油温达到350℃时，还可能导致人体慢性中毒，容易诱发呼吸和消化系统癌症。

空气污染是另一大高危因素。2013年10月国际癌症研究机构发表报告称，有充分证据证明，室外空气污染可以导致肺癌。该报告还正式将空气污染划分为一类致癌物。同属这个组别的还有紫外线、石棉、甲醛、苯并芘、烟草等。不过人体在污染的空气中待多久时间才会发生肺癌，尚无法衡量。但佩戴具有防PM2.5功能的口罩，在室内使用空气净化器等措施都能在一定程度上减少空气污染对人体的影响。

在室内空气污染中，氡对人体健康的威胁最大。氡是一种无色无味的放射性气体，普遍存在于家庭生活空间中，且很难被人们感知。它是世界卫生组织公布的19种主要致癌物质之一。室内氡主要来源于建筑材料和装饰材料，尤其是装修中选用的一些放射性较高的花岗石、大理石等天然石材和陶瓷砖。因此不建议家居内大面积用大理石、花岗岩铺地板。不建议在室内摆放体积太大或数量太多的石头，不建议采用颜色鲜艳的板材。因为这类石头存在较高的氡污染风险。

有些高危职业也会增加发生肺癌的风险，常见的高危工种有冶炼工、烟草加工工人、印刷工、油漆工、矿工等。此外长期接触氡、砷、铍、铬、镉及其化合物等高致癌物质者更易罹患肺癌。石棉暴露可显著增加肺癌的发病风险。因此可致肺癌的危险工种都需要有完善的职业卫生防护措施。尤其要注意由工作场所通风不良引起的污染物严重超标的问题。

遗传因素也有可能是肺癌的危险因素。相关研究提示：一级亲属中有肺癌患者，家族其他成员肺癌患病风险增高，这种倾向在女性非吸烟者中更显著。但是并非家族中有人患肺癌，其他人就一定会患肺癌。养成良好的生活卫生习惯，增加个人体质，对防癌也至关重要。只要不吸烟，避免与致癌物频繁接触，适当注意营养并坚持锻炼身体，定期进行防癌筛查，就不必太过担忧。

5. 如何应对厨房油烟？

目前，厨房油烟是住宅内污染的主要来源之一。我们可以采取以下方式减少油烟的污染。

蒸煮代替炒炸。烹饪尽量避免使用炒、炸等油大高温的方式，多采用蒸、煮、拌、炖等方法，尽量选择用油少、温度低的方式。

选择合适的油烟机。油烟机是厨房内排污的有效手段，建议选择具有足够马力的油烟机，安装高度以灶台上方85～95cm最佳。

油烟机不够，口罩来凑。如果家里安装的油烟机排烟效率较低，这种情况下就有必要戴上防护口罩了。KP95型口罩能有效阻挡油烟中的大部分颗粒物吸入体内。

做饭时要关门开窗。做饭时，尽量关上厨房门，将窗户打开，尽量减少高浓度油烟在厨房停留的时间。

6. 吸烟一定会导致肺癌吗？

虽然不一定患肺癌，但吸烟和癌症的关系确实非常密切。癌症患者中七成与吸烟有关，肺癌患者中九成与吸烟有关。烟草烟雾中含有69种致癌物质，这些物质会在吸烟时经过气管进入肺，并扩散至全身，最终会损伤DNA遗传物质，导致细胞、组织增长失去控制，最终导致癌症。吸烟者相比不吸烟者患肺癌的概率增加16～25倍。虽然研究表明吸烟会导致肺癌，但并不代表吸烟一定会致癌。我们身边总有这样的例子，某些人一生吸烟却没有患癌，而没有吸烟的人却得了肺癌。吸烟只是会增加患癌的风险，癌症的产生还与很多因素有关系，如遗传、环境、精神因素等。尽早戒烟会降低患癌的风险，戒烟10年后，患肺癌的风险与从未吸烟者相当。

7. 有人经常吸烟为什么不得肺癌？

这是因人而异的。苯并芘类是烟雾中可引起肺癌的致癌物之一。它进入人体，若要产生致癌作用，必须经过体内烃化酶的加工处理，每个人烃化酶代谢活化能力与含量是不一样的。烃化酶含量多、活化能力较高且吸烟的人，致癌物代谢活化比较多，容易发生癌症；烃化酶含量低、活化能力较弱且甚少吸烟或不吸烟的人，发生肺癌的风险就相对低些。尽管吸烟并不等于一定会患肺癌，但吸烟者患癌症的概率会显著增高，这是肯定的。因此我们还是建议吸烟者及早戒烟。

8. 不吸烟的人是不是不会得肺癌？

肺癌的发生受多个因素的影响，其中吸烟是一个很重要的致病因素。除吸烟以外，暴露于空气和职业环境的致癌物、接触二手烟也会增加肺癌的发生概率。例如，吸烟者的妻子肺癌死亡率是非吸烟者的12倍。为了降低患癌风险，除自己不吸烟外，还需注意不要接触二手烟烟雾及其环境的致癌物。

9. 为何烟瘾难戒？

因为吸烟会让人产生生理和心理上的依赖。如果戒了烟，不仅身体不开心，心理也感觉不满足。在戒烟时会出现失眠、注意力不集中、手抖、头晕头痛、食欲增加、易激惹（易生气/受挫）等"戒断症状"，它们从生理上阻碍着戒烟的过程，一般4周以后都能较好地缓解。生理上的依赖容易戒掉，心理上产生的成瘾戒除更加困难，从行为心理学角度，可以理解为有强烈做某种行为的欲望；如果不做，则紧张、焦虑逐渐增加；一旦欲望满足则暂时得以解脱；过一段时间后，此行为欲望又反复出现；成瘾者希望能控制此行为，但屡屡失败。此时，您可以向专业人士和身边的家人、朋友寻求帮助。

10. 如何提高戒烟成功率？

大部分吸烟者在决定戒烟前需要经过很长时间的思考。那么如何提高戒烟成功率呢？我们可以采用非药物和药物治疗方法。

戒烟咨询属非药物治疗方法，是一种以患者为中心的访谈。医生给予的戒烟建议和短时间面对面的咨询指导，可以帮助吸烟者克服心理依赖及行为习惯，挖掘改变吸烟行为的内在愿望，激发改变吸烟习惯的动机，以彻底改变吸烟习惯，有效地帮助吸烟者成功戒烟。

还可以到戒烟门诊，进行药物治疗。目前治疗烟草依赖已经有多种戒烟药物。国际上推荐使用的戒烟辅助药物中，一线药物有尼古丁替代疗法类产品（尼古丁咀嚼胶、尼古丁贴片、尼古丁吸入剂、尼古丁舌下含片），盐酸安非他酮和伐尼克兰。二线药物是在一线药物无效时，临床医生可考虑选用的药物，如可乐定和去甲替林。临床治疗烟草依赖的戒烟药均需要在医生的指导下使用。

11. 什么是戒烟戒断症状？出现戒断症状该怎么办？

戒断症状指停止使用药物（尼古丁）或减少使用剂量或使用拮抗剂占据受体后所出现的特殊的心理生理症状。尼古丁的戒断症状往往发生在戒烟后的几小时，在1周内达到高峰。表现为情绪问题（如易激怒、焦虑、抑郁等）、行为症状（如不安、睡眠障碍、食欲增加）、认知症状（如注意力不集中）、渴求等。尼古丁戒断症状的持续时间及强度因人而异。一部分很快持续下降，1个多月后症状消失。大部分戒烟者的戒断症状1周后开始缓慢下降，但1个月后仍然有中等强度的戒断症状，小部分不但没有下降。还有不断上升的趋势，在1个月后达到高峰。

当出现戒断症状时，我们最好远离抽烟的人群，转移注意力，例如运动、做家务，打消抽烟的念头。在想要抽烟的时候，可以通过喝果汁、吃零食等方式来替代抽烟。我们可以喝一杯热牛奶、用温水泡脚，或者洗热水澡，改善睡眠质量下降的问题。还可以在开始执行戒烟计划时，每天填写日记进行自我监测。打开日记可以直观地看到自己的成功过程，增加信心。还可以在自己成功戒烟一段时间后，用戒烟节省下来的钱给自己或家人买一个小礼物，激励自己继续坚持戒烟。

二、诊　断　篇

II

12. 肺癌患者有哪些症状？

肺癌的临床表现具有多样性但缺乏特异性，因此常导致肺癌诊断的延误。周围型肺癌通常不表现出任何症状，常是在健康查体或因其他疾病行胸部影像学检查时发现。肺癌患者经常出现的症状可以归纳为：①咳嗽，咳嗽是肺癌患者就诊时最常见的症状，50%以上的肺癌患者在诊断时有咳嗽症状。②咯血，通常表现为痰中带血丝，大咯血少见。咯血是最具有提示性的肺癌症状。③呼吸困难。④发热，肿瘤组织坏死可以引起发热，肿瘤引起的继发性肺炎也可引起发热。⑤喘鸣，如果肿瘤位于大气道，特别是位于主支气管时，常可引起局限性喘鸣症状。

13. 哪些肺部结节恶性可能性大？

肺内结节不可忽视，也不必惊慌。肺部小结节并非一定就是肺癌。根据结节的密度不同，可以分为纯磨玻璃结节、部分实性结节和纯实性结节。在这三类结节中，恶性病变占比最高的是部分实性结节，约可达63%，纯磨玻璃结节约占比16%，纯实性结节约占比7%。通常年龄在55岁以上；有慢性肺部疾病史和家族史；肺部小结节直径大于1cm，边缘有毛刺和分叶；内部密度不均匀，表现为实性结节或者混杂性结节的患者，需要警惕恶性可能性大。

14. 为什么有肺部结节的人越来越多？

一方面是随着人们健康意识的增强，重视健康体检的人越来越多了，还没有出现症状就可提前发现。另一方面，就是医疗技术水平不断提高，过去体检主要是拍X线片，但X线片对小于1cm的结节难以发现，而现在，胸部CT能发现2mm以上的肺部结节，所以检出率就高了。另外，与空气污染、精神压力大等因素也可能有关系。

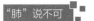

15. 胸片能发现肺结节吗？

胸片在检测肺结节方面的敏感性相对较低。胸片可以提供肺部的大致轮廓和一些结构信息，胸片可以发现一些大尺寸、密度高的结节；但对于小尺寸、密度低的肺结节，特别是早期肺癌，胸片的检测能力有限，薄层CT的检测效果会更好。

16. 发现肺结节怎么办？

如果体检发现肺部小结节，首先，它不一定是癌，即使是癌，也不必过于恐慌，大多数早期的癌症，只要通过及时适当的治疗，是完全可以痊愈的。发现肺结节，定期复查很重要。建议5mm以下的微结节每年复查一次，5～10mm的小结节每3个月复查一次，随访3～5年。当医生判断为恶性可能性较大时，应早期进行手术治疗。国内外多个研究表明，一期患者经过手术治疗，愈后很好，10年生存率达到了90%以上。

17. 通过抽血测基因能不能检测肺结节？

基因检测的样本包括组织样本和血液样本，所谓组织样本就是通过手术或穿刺得到的病灶标本进行基因检测；在肿瘤标本无法获得或量少不能进行基因检测时，可以利用血液样本进行检测。

通俗地讲，血液中一些遗传物质的改变与早期肺癌有着一定的对应关系。通过对血液中的遗传物质进行检测，可以为肺结节的良恶性诊断提供帮助。但值得注意的是，肺结节的诊断需要影像学、血液生化、免疫等多种检查综合判断，才能得到最可靠的结论。

血液基因检测可以为肺结节的早期检测提供重要诊断依据，但不能代替影像学检测和病理学检测。只有将三者的检测结果结合起来，才能对肺结节做出最准确的诊断。

18. 肿瘤标志物能确定肺结节良恶性吗？

肿瘤标志物在确定肺结节的良恶性方面具有一定的局限性。肿瘤标志物是一种在体液中检测的生物标记，可以提供关于肿瘤存在和活动的指示。在肺癌中，常用的肿瘤标志物包括癌胚抗原（CEA）、细胞角蛋白19片段（CYFRA21-1）和神经元特异性烯醇化酶（NSE）等。然而，对于肺结节的诊断，肿瘤标志物并不能作为独立的确诊工具，也不能确定肺结节的良恶性。这是因为肿瘤标志物的水平受多种因素影响，包括非肿瘤疾病、炎症、感染以及其他系统肿瘤等。在肺结节的评估中，肿瘤标志物通常结合其他检查方法一起使用，如胸部CT扫描、PET-CT扫描和组织学检查。这些综合评估结果能够提供更准确的肺结节诊断和良恶性判断。因此，虽然肿瘤标志物在某些情况下可以提供一些参考信息，但单独使用它们并不能确定肺结节的良恶性。

19. 哪些肺结节需要做手术？哪些情况还可以再观察？

决定是否需要对肺结节进行手术治疗还是观察取决于多个因素，包括结节的特征、大小、形态、生长速度以及患者的整体健康状况。一般来说，小于6mm的结节通常是良性的，特别是在低风险人群中。对于这种情况，通常可以选择进行观察，并通过定期随访和影像学检查来监测结节的变化。发现了肺部结节，就好比我们发现了一个有犯罪倾向的嫌疑人，每半年或一年观察一下他的动态，如果一直没有犯罪动作就可以继续观察，如果发生了变化就应该及时依法处理。对于直径较大的磨玻璃结节，特别是患者有吸烟史、家族中有肺癌病史或其他与肺癌相关的高危因素时，需要更频繁的随访周期（通常为3～6个月），以监测结节的生长趋势，并在必要时考虑手术切除。实性结节在CT扫描中显示出恶性特征（如明显的增强、毛刺、胸膜牵拉等），通常需要进行手术切除或先进行穿刺病理检查以明确诊断后，再决定是否需要手术。此外，对于符合手术指征的肺结节，还需要评估患者整体的健康状况，包括年龄、基础疾病、营养状况等，以排除手术禁忌证。

20. 手术是否是肺结节、肺癌最好的选择？

手术是否是肺癌最佳选择取决于多个因素，包括肿瘤的类型、分期、位置、患者的整体健康状况以及可能的替代治疗方法。对于某些肺癌患者，手术可能是最好的治疗选择，但对其他患者则可能存在不同的治疗策略。对于早期非小细胞肺癌（NSCLC），尤其是Ⅰ期和Ⅱ期病例，手术切除是常见的治疗方法，并具有潜在的治愈效果。通过手术切除可以完全去除肿瘤，并且通常结合淋巴结清扫来检查和清除可能的转移。然而，对于晚期NSCLC（Ⅲ期和Ⅳ期）病例，手术可能不再是首选治疗方法。这些情况下，辅助化疗、放疗、靶向治疗或免疫疗法等其他治疗方法可能更合适。这些替代治疗方法可以控制肿瘤的生长和转移，缓解症状，并提高患者的生存率和生活质量。

最终，确定是否进行手术治疗需要进行全面的评估，包括肿瘤的特征和分期、患者的整体健康状况。治疗决策应基于个体化的情况，与医生充分讨论，综合考虑治疗效果、风险和患者的期望。

21. 哪些患者不宜手术治疗？

有一些情况下，患者可能不适合手术治疗，主要包括以下情况。

晚期肺癌：对于晚期非小细胞肺癌患者，由于肿瘤已经扩散到其他部位，手术切除往往无法彻底去除肿瘤。在这种情况下，辅助化疗、放疗、靶向治疗或免疫疗法等其他治疗方法可能更适合。

严重的基础疾病或高龄：如果患者有严重的基础疾病（如心脏病、肝功能损害、呼吸系统疾病等）或整体健康状况较差，可能无法承受手术切除所带来的风险。在这种情况下，其他治疗方法如放疗、化疗或对症治疗可能更适合。对于年龄较大的患者或存在严重的功能状态限制的患者，手术切除可能会带来更高的风险，因此手术要慎重。

然而，最终的治疗决策应该是基于患者的个体情况和医生的专业判断，需要进行全面的评估和讨论。

22. 手术前都需要做哪些检查？

患者手术前需要做的检查，包括X线片、CT、磁共振、支气管镜、骨扫描、B超、心电图、肺功能检查等。

23. 什么是CT检查？

CT即电子计算机断层扫描，它可以直接显示X线检查无法显示的器官和病变。检查方便、迅速而安全，患者平躺不动便可以完成检查。CT图像清晰，解剖关系明确，病变显示好，因此，病变的检查率和诊断准确率高。

24. CT能看出肺癌早期还是晚期吗？

CT扫描在检测肺结节方面具有很高的敏感性，但对于肺癌的分期（早期还是晚期）来说，CT的能力有限。胸部CT扫描可以提供关于肿瘤的大小、位置、形态、边缘特征以及周围淋巴结的信息，但不能直接确定肿瘤是否处于早期或晚期阶段。要确定肺癌的早期或晚期阶段，通常需要进行综合评估，包括临床病史、体格检查、其他影像学检查（如脑磁共振、骨扫描、PET-CT等）。

25. 反复多次CT检查是否会接受过多放射线,影响健康？

CT机属于放射线检查机器，所以有一定的放射线损伤，每次检查所接受的放射线仅比一般X线检查略高一点，一般不会引起损伤，但也不宜盲目多次CT检查，目前推荐低剂量螺旋CT筛查肺癌。

26. CT 检查有哪些注意事项？

（1）检查前须将详细病史及各种检查结果告知诊断科医生，如果有自己保存的X线片等资料需交给医生以供参考。

（2）要向医生说明患者有无药物过敏情况，是否患有哮喘、荨麻疹等过敏性疾病，使医生能注意预防对比剂过敏的危险。

（3）去除检查部位衣物包括带有金属物质的内衣和各种物品：如头饰、发夹、耳环、项链、钱币、皮带和钥匙等。金属会产生伪影，影响诊断。

（4）根据医生或机构的指示，检查前禁食4小时。腹部扫描者，在检查前1周内不能做钡剂造影；前3天不能做其他各种腹部脏器造影；前2天不服泻剂，少食水果、蔬菜、豆制品等多渣、易产气的食物。

（5）检查时听从技术人员的指导，如保持体位不动，配合检查进行平静呼吸、屏气等。

（6）如做CT增强扫描者或儿童、神志不清者，需有健康成人陪同。陪同者应穿好工作人员提供的防护服。

（7）CT增强扫描因使用对比剂，需做静脉注射对比剂碘过敏试验，20分钟后无不良反应，方可进行检查。

（8）CT机上配有对讲机，在检查中如有不适，或发生异常情况，应立即告知医生。

27. 什么是增强 CT 检查？

增强CT检查是一种通过使用对比剂来提高CT图像对血管和组织的显示能力的方法。在患者接受CT扫描之前，会通过静脉注射对比剂。对比剂常用的是一种含碘的物质，当注入到血液循环时，可以使血管、器官和组织更清晰地显示在CT图像上。对比剂通过血液流动进入各个组织和器官，增加了对比度，从而帮助医生更准确地诊断病变、观察血管灌注情况以及评估肿瘤等病变的性质。

28. 增强CT检查是不是可以把肺结节看得更清楚？

增强CT是指在普通平扫CT的基础上，对发现的可疑部位，经静脉给予对比剂后有重点地进行扫描，对病变进行强化和显影。能帮助发现一些隐匿的病灶，同时提供更多信息，如病灶的大小、形态及与周围组织的关系等。

29. 增强CT检查有哪些注意事项？

在进行增强CT检查之前，以下是一些常见的注意事项和准备工作。

（1）通知医生关于过敏史：如果您有对对比剂（常用的是含碘对比剂）或其他药物过敏的历史，请务必告知医生。这样他们可以采取适当的措施来减轻或避免过敏反应。

（2）检查前禁食：根据医生或机构的指示，在检查前需要禁食。禁食时间通常是4～6小时。

（3）饮水：在一些情况下，医生可能建议您在检查前喝水，以帮助清除对比剂或为其他检查做准备。请遵医嘱。

（4）检查前药物：如果您正在服用任何药物，包括处方药和非处方药，请告知医生。

（5）孕妇和哺乳期妇女：如果您怀孕、可能怀孕或正在哺乳，请告知医生。一般情况下，不建议孕妇进行CT增强检查，除非医生认为必要性大于风险。

（6）肾功能：告知医生您的肾功能情况，特别是如果您有肾脏疾病或正在接受肾脏治疗。对比剂可能对肾脏功能产生影响。

（7）与医生沟通：如果您有任何疑问或担忧，请与医生进行沟通。他们可以解答您的问题，并为您提供个体化的建议和指导。

30. 什么是 PET/CT 检查？

PET/CT的全称叫正电子发射断层显像/X线计算机体层成像，它在肿瘤的诊断、分期、疗效评估等方面发挥重要的作用。PET/CT可以检查出不同病灶的活动代谢状态，从而显示肿瘤的部位、形态、大小、数量及肿瘤内的放射性分布，为鉴别诊断提供重要信息。

31. PET/CT 检查有哪些注意事项？

（1）检查前24小时禁止饮酒、禁止做剧烈及长时间的运动，清淡易消化饮食。

（2）携带好自己的相关资料：比如CT片、磁共振片、B超、病理报告、肿瘤标志物等各种检验报告。

（3）检查前6小时开始禁食、禁饮含糖饮料、止咳糖浆和禁止静脉滴注葡萄糖液。

（4）检查前需做血糖浓度测定，8.3mmol/L以下者适宜，高于11.1mmol/L者建议继续等待或控制血糖后再检查，以免因血糖过高而影响检查效果。对于口服药物控制良好的2型糖尿病患者检查当天可正常服用降糖药物控制血糖。

（5）注射药物前2小时内饮1000ml水，注射药物后饮500ml，显像检查进行前，患者在注射显像药物后应保持安静、不要走动，尽量避免与人交谈。

（6）进入检查室时，患者应除下身上所戴金属饰物和手机等物品。

（7）检查期间需要患者在检查舱内静卧20分钟左右，否则会严重影响显像。

（8）近1周有消化道钡剂检查者建议延期，妊娠或备孕者不建议检查。

（9）检查后注意事项

1）尽量多喝水，以利于注射的显像剂代谢，尽快排出体外。

2）检查后10个小时内请不要接触孕妇或者儿童。

32. 什么是磁共振检查？

磁共振（MRI）又称磁共振成像技术。MRI检查所获得的图像非常清晰、精细，可对人体各部位多角度、多平面成像，其分辨力高。MRI不使用对人体有害的X射线且不需注射易引起过敏反应的对比剂、无电离辐射，目前还未发现会对人体产生不良影响。

33. 磁共振检查有哪些注意事项？

（1）由于磁共振机器及磁共振检查室内存在非常强大的磁场，因此，装有心脏起搏器以及血管手术后留有金属夹、金属支架者，或其他的冠状动脉、食管、前列腺、胆道进行金属支架手术者，严禁做磁共振检查，否则，由于金属受强大磁场的吸引而移动，将可能产生严重后果甚至有生命危险。

（2）身体内存在不能除去的其他金属异物者为检查的相对禁忌，若无特殊必要一般不要接受磁共振检查，如金属内固定物、人工关节、金属义齿、支架、弹片等。必须检查时，应严密观察，以防检查中金属在强大磁场中移动而损伤邻近大血管和重要组织，产生严重后果。有金属避孕环及活动的金属义齿者一定要取出后再进行检查。

（3）在进入磁共振检查室之前，应去除身上的手机、磁卡、手表、硬币、钥匙、打火机、金属皮带、金属项链、金属耳环、金属纽扣及其他金属饰品或金属物品。否则，检查时可能影响磁场的均匀性，造成图像干扰，形成伪影，不利于病灶的显示；而且由于强磁场的作用，金属物品可能被吸进磁共振机，从而对非常昂贵的磁共振机造成损坏；另外，手机、磁卡、手表等物品也可能会遭到强磁场的破坏，而造成个人财物不必要的损失。

（4）腹部MRI需根据医生或机构指示在检查前4小时禁食、禁水。

（5）磁共振检查时间较长，且患者所处环境幽暗、噪声较大；嘱其要有思想准备，不要急躁，在医生指导下保持体位不动，耐心配合。

（6）有意识障碍、昏迷、精神症状等不能有效配合检查的患者，除非经相关专业临床医生同意，否则不能进行检查。

（7）有幽闭恐惧症、妊娠者，需生命支持及抢救的危重患者无法行磁共振检查。

34. 什么是肺功能检查？

肺功能检查是通过对肺通气和肺换气功能进行测定，以了解呼吸系统疾病对肺功能损害的程度和性质的检查方法，临床最常用的是肺通气功能检查。肺癌患者在手术前一般都需要做肺功能检查。

35. 手术前为什么要做心电图？

术前心电图检查可以观察患者心脏跳动节律、速率、有无心律失常、心肌缺血的症状，心功能差的患者在麻醉和手术中易发生心律失常，术前心电图检查可以为外科医生及麻醉医生提供准确有效的参考依据，降低手术风险，提高手术操作的安全性。

36. 什么是骨扫描？骨扫描检查有哪些注意事项？

骨扫描是一种全身骨骼的核医学影像检查，可以早期发现骨转移性肿瘤。对不明性质肿块的患者来说，如果发现有骨转移性肿瘤存在，意味着所患肿瘤为恶性，已有骨骼转移。对已明确为癌症的患者，有助于判断该癌症处于早期还是晚期，从而采用适当的治疗方法。经过治疗的癌症患者可以通过有规律的骨扫描（每次间隔3个月至1年）观察有无骨转移及骨转移程度的变化，监测肿瘤治疗情况。

做骨扫描检查无需特殊准备，可正常饮食，按预约时间到达核医学科，穿宽松衣服可方便静脉注射。待医生询问病史后静脉注射显像剂，注射后要轻轻按压5分钟。注射后多饮水、多排尿，以促进骨显像剂经尿排出，排尿时注意不要让尿液沾到身上，尤其是衣裤与手上，以免影响检查结果。注射显像剂3～4小时后显像。上机器检查前，再排空小便，取下身上含金属或高比重的物品，如金属义齿、硬币、腰带金属扣、首饰等。不能取下者（如假肢、起搏器等）请告之医生，供分析影像时参考。检查时要放松身体，自然平躺，上机检查时间15～30分钟，在医生指导下保持体位不变。

37. 什么是 B 超检查？

B超可获得人体内脏各器官的各种切面图形，比较适用于肝、胆、肾、膀胱、子宫、卵巢等多种脏器疾病的诊断。B超检查的价格也比较便宜，无不良反应，可反复检查。

38. 什么是支气管镜检查？为什么手术前要做支气管镜检查？

支气管镜检查是将细长的支气管镜经口或鼻置入患者的下呼吸道，即气管和支气管以及更远端，直接观察气管和支气管的病变，并针对病变进行相应的检查和治疗的手段。

手术前纤维支气管镜检查除了通过支气管镜活检明确肺癌的病理类型，还可以清楚地观察肿瘤的部位和侵袭范围，有助于胸外科医生确定手术方式，对于支气管开口部位的中心型肺癌尤为重要。通过经支气管穿刺活检获得病理诊断，为准确制定手术方案发挥作用。

39. 什么是液体活检？

液体活检是一种非侵入性的生物标本采集方法，用于检测和分析体液中循环肿瘤标志物、细胞游离DNA（cfDNA）以及其他肿瘤相关成分。它与传统的组织活检相比，不需要直接获取组织样本，而是通过采集血液、尿液或其他体液中的肿瘤相关成分进行分析。

40. 患者术前要做哪些化验？

（1）血常规：最基本的血液化验项目，辅助检查身体是否有感染、贫血或血液疾病等问题，主要包括白细胞、红细胞、血小板、血红蛋白等，是医生诊断病情的常用辅助检查手段之一。

（2）血液生化检查：包括肝功能、肾功能、血液电解质、血糖和血脂等。是通过检测患者存在于血液中的各种离子、糖类、脂类、蛋白质以及各种酶、激素和机体多种代谢产物的含量，了解患者身体情况，帮助临床确定病情、监测治疗效果。

（3）凝血：是指血液凝固的能力和血小板的活性。术前凝血功能检查可以在术前了解患者有无凝血功能异常，尽可能避免在术中及术后出血不止等意外情况的发生。

（4）病毒指标：包括乙肝、丙肝、梅毒、艾滋病等项目，术前做血液病毒指标的化验是为了避免医源性感染，为手术做准备。

（5）肿瘤标志物：是肿瘤细胞产生和释放的某种物质，常以抗原、酶、激素等代谢产物的形式存在于肿瘤患者的体液、排出物及组织中，对于正常成人含量极低。肿瘤标志物的检测主要用于对肿瘤高危人群的筛选、肿瘤的发现、肿瘤性质的鉴别诊断、肿瘤发展程度的判断以及对肿瘤治疗效果的观察和预测。

（6）尿液：尿常规化验，内容包括尿的颜色、酸碱度、红细胞、白细胞、管型、蛋白质、比重等，是对肾脏功能的初步检查。对于某些全身性疾病以及脏器影响尿液改变的疾病如糖尿病、血液病、肝胆疾患、流行性出血热等的诊断，也有很重要的参考价值。同时，尿液的化验检查还可以反映一些疾病的治疗效果及预后。

（7）痰：通过留痰进行痰脱落细胞学检查，是诊断某些呼吸系统疾病的重要方法。方法简便，是肺癌早期诊断的重要方法之一。

41. 哪些血液化验项目需要空腹？为什么？

一般来说，所谓需要空腹血的化验，大部分是生化检验的项目。例如肝功能、肾功能、血糖、蛋白质、脂类与各种电解质等。由于餐后12～14小时胃肠的消化与吸收活动已基本完毕，血液中的各种生化成分比较恒定，可真实反映机体的生化变化，辅助疾病诊断。如进食后采血会影响血液检验结果。因此，需要空腹进行抽血化验。

42. 抽血前后有什么注意事项吗？

抽血前注意事项：

（1）抽血前一天晚饭不吃或少吃油腻的食物，不喝酒、不吸烟，保证充足的休息；至少禁食8小时，以12～14小时为宜，但不宜超过16小时。抽血前不喝咖啡、浓茶，可饮用不超过100ml的白开水。

（2）避免剧烈运动、精神紧张，采血前宜静息至少5分钟。若需运动后采血，则遵循医嘱，并告知检验人员。

（3）对于糖尿病、心脑血管疾病患者可少量饮水服药，以免发生意外。其他日常服用的药物能否在采血前服用请遵医嘱。

（4）静脉输液时，应在输液的对侧臂采血。

（5）若同日需进行增强CT、磁共振、同位素等检查，应在给药前抽血。

（6）采血当日不要穿着袖口过紧的上衣，减少采血后出血和血肿的发生。

抽血后注意事项：

（1）将无菌棉签与抽血的血管平行按压针孔附近（图2）5～10分钟。按压时不要揉搓，以免造成皮下血肿。

（2）采血后24小时内尽量保持抽血手臂的清洁卫生，不要蒸桑拿或游泳。

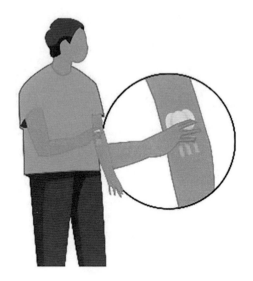

图2　抽血后按压针孔方法示意

43. 什么是肿瘤标志物?

肿瘤标志物是在恶性肿瘤的发生和增殖过程中,由肿瘤细胞本身所产生的或是由机体对肿瘤细胞反应而产生的,反映肿瘤存在和生长的一类物质,包括蛋白质、激素、酶(同工酶)、多胺及癌基因产物等。肿瘤标志物可存在于细胞质、细胞核或细胞表面,也可见于血液、其他体液或组织中,可用生物化学、免疫学及分子生物学等方法进行测定,对肿瘤的辅助诊断、鉴别诊断、疗效观察、病情监测以及预后评估具有一定的价值。

44. 肿瘤标志物的作用是什么?

在临床上,肿瘤标志物通常被用于恶性肿瘤的辅助诊断、疗效判断、复发监测等方面,少数肿瘤标志物也可用于高危人群的筛查。由于有些良性疾病、使用某些药物或生物制剂后,甚至正常人也可出现肿瘤标志物的轻中度升高,因此,肿瘤标志物一般不作为确诊恶性肿瘤的唯一判断指标。

45. 肺癌有特定的肿瘤标志物吗？

与肺癌相关的血清肿瘤标志物主要有NSE、Cyfra21-1、SCC、ProGRP等。其中，NSE是小细胞肺癌的首选肿瘤标志物，多用于疗效监测；Cyfra21-1是非小细胞肺癌的首选肿瘤标志物，尤其对鳞状细胞癌患者的早期诊断和治疗监测有重要意义；SCC多用于肺鳞癌的辅助诊断和疗效监测；ProGRP是一种较新的小细胞肺癌的肿瘤标志物，其敏感度和特异性高于NSE，多用于小细胞肺癌的辅助诊断和疗效监测。

46. 肺癌相关的肿瘤标志物升高是不是说明得了肺癌？

肿瘤标志物升高并不能说明得了肿瘤。单一肿瘤标志物升高（或阳性）不能作为肿瘤是否存在的证据，需结合病史、临床表现、化验检查及其他检查（影像学、病理及细胞学、腔镜或手术探查等）综合分析。因此，看到肿瘤标志物升高请勿惊慌，应及时就诊，由专业医生进行解读，必要时补充相关检查综合判断。

47. 在两家医院做的肿瘤标志物检验，结果为什么不一样？

不同医院的检验项目不能进行数值的直接比较。首先，需确认两家医院的检测单位和参考范围是否相同。肿瘤标志物的常用单位有浓度单位（如ng/ml）和活性单位（如U/L），检测单位不同的数据不能直接比较。只有检测单位和参考范围都一致的检验结果才有可比性。

另外，需要注意两家医院采用的检测系统是否一致。肿瘤标志物的检测一般采用免疫学方法，如放射免疫测定法、酶联免疫测定法、化学发光免疫测定法等。当检测系统、实验原理、检测方法不同时，检测结果往往存在差异。对于需连续监测的项目，如应用肿瘤标志物作为疗效判断、复发监测时，建议在同一家医院进行检测，以确保结果具有可比性。

48. 有一项肿瘤标志物结果超过正常值，怎么办？

首先，肿瘤标志物的检验结果异常并不等于存在恶性肿瘤。多种良性疾病、服用某些药物时，甚至吸烟者、妊娠女性，都会出现特定肿瘤标志物的轻中度升高。出现肿瘤标志物升高时，应咨询医生，结合其他检查结果进行综合判断。

其次，某些正常人也可能出现肿瘤标志物的升高，这与肿瘤标志物的参考范围设置有关。一般来讲，肿瘤标志物参考范围的设置方式是募集表观健康人进行肿瘤标志物检测，取所有检测结果的95%区间作为参考范围。这种设置模式决定了5%的表观健康人的肿瘤标志物结果是位于参考区间之外的。

因此，肿瘤标志物结果一直超过正常值，若经过全面检查排除了恶性肿瘤后，可在医生指导下继续动态监测。

49. 血液生化检测能查什么？

如果说肿瘤标志物是肿瘤的个性化标识，那么血液生化检测就是对肿瘤患者各器官状态的整体评估。血液生化检测涉及项目众多，主要针对肝功能、肾功能、心血管疾病、骨代谢异常等病理情况，此外，血液生化检测还包括我们常说的血糖、血脂、微量元素类的检验项目。在临床上，医生往往会根据患者的病情，选择不同的生化检验套餐进行检测。对于肿瘤患者，除了初诊时需要进行血液生化检测，在术后、周期性化疗间往往也会进行血液生化检测。

50. 得了肿瘤，为什么要进行血液生化检测？

恶性肿瘤是一种全身性的疾病，它对人体的影响不仅局限于原发病灶所在的器官。在肿瘤的早期阶段，血生化往往不会出现明显变化。在肿瘤进展期，肿瘤可导致原发病灶所在器官的生化指标的改变，如胰腺癌患者可能出现血糖的异常；肝癌患者常出现肝功能相关的酶类异常等。当肿瘤出现其他器官的转移时，还会引起转移病灶所在器官的生化指标的改变。如肺癌并发骨转移时，常出现碱性磷酸酶升高；并发肝转移时，常出现ALT、AST等肝功能相关酶类的升高等。

此外，抗肿瘤治疗也会引起多个器官的暂时性变化，及时检测血液生化指标，掌握重要器官的状态，是医生调整治疗方案、保护患者安全的重要手段。例如，外科术后的患者，往往处于手术引起的急性时相反应状态，因此C反应蛋白等急性时相反应蛋白往往出现一过性升高，但若是居高不下，需警惕并发感染的可能性。有些化疗药物可导致不同程度的肝肾功能损害，血生化可表现为ALT、胱抑素C、肌酐等肝肾相关检验指标的升高，因此在化疗前后定期监测血生化，有助于医生了解肝肾功能的损伤情况并调整治疗方案。

51. 肺癌手术之前为什么做肝功能化验？

对于手术患者，血液肝功能检查是必需的术前检查之一，其目的是了解患者的肝功能情况，排查是否存在影响手术的肝脏疾病。由于肝脏是重要的血浆蛋白质生成器官，几乎所有的血浆蛋白质都在肝脏合成，比如白蛋白、凝血因子等，因此，对于肝功能严重受损的患者，血浆白蛋白、凝血因子等生成减少，可能出现术后伤口愈合慢、易出血等。此外，肝脏是机体解毒器官，大多数药物经过肝脏代谢，肝功能不良时需要调整术中及术后药物的用量。因此，手术患者术前均需检测肝功能。

52. 术后肿瘤标志物高于正常值，是没切干净吗？

不是的，术后肿瘤标志物的降低并不是一蹴而就的，有其固定的周期，也就是半衰期。一般来说，术后短期内，肿瘤标志物高于正常值可能是仍位于下降周期内而未到达谷值浓度。如果肿瘤标志物稳定降低后突然出现几倍、几十倍地升高，需要警惕肿瘤转移或复发。

53. 周期性化疗期间，为什么总要抽血复查？

　　一般来说，化疗过程中需要定期进行的化验检查主要是血常规和肝肾功能。为什么是这两种呢？骨髓抑制是一种常见的化疗相关毒副作用。骨髓作为人体的造血器官，它的功能被抑制就会导致造血能力降低，使得外周血的血细胞数量减少。这可能会造成很严重的后果，比如白细胞数量降低，人的抵抗力降低，易发生重症感染；血小板数量降低，人体会有出血倾向。因此，定期复查血常规，监测外周血的血细胞数量，有助于评估骨髓受抑制的程度，并及时给予对症处理，避免严重后果的发生。

　　同样，监测肝肾功能也是类似的原因。肝脏和肾脏分别是人体最重要的解毒和排泄器官，大多数抗肿瘤药物是在肝脏内代谢、解毒，经肾脏排出体外的。有些抗肿瘤药物的细胞毒性较大，可导致不同程度的肝肾功能的损害，而肝肾功能检测可以及时发现药物导致的肝肾功能损伤，有助于临床医生及时做出适当的用药调整。

　　总之，化疗过程中的频繁验血是医生调整方案或进行对症治疗的重要依据，是保护患者安全的重要手段，或许麻烦，但绝不多余。

54. 留尿标本需要注意什么？

　　收集尿液的时间：任何时间排尿都可以做常规化验检查；一般肾病患者为观察前后结果，多采用晨起第一次尿液送检。

　　尿标本必须新鲜。尿液停放几小时后，可有白细胞被破坏而脓尿消失；葡萄糖被细菌分解；细胞溶解等问题出现，会影响检查结果的准确性。

　　尿标本必须清洁。女性患者应避开经期，清洗外阴，勿混进白带和血液；男性患者不要混入精液等。按尿液排出的先后次序，可将尿液分为前段、中段、后段。因前段尿和后段尿容易被污染，因此，做尿常规和尿细菌学检查时，一般都留取中段尿。应使用清洁容器装尿液，如医院提供的清洁尿杯。若尿液被白带等污染，必须重检。

送检尿量：一般不少于10ml（至少达到一半尿杯的量）。

55. 留痰标本需要注意什么？

尽量从肺深部咳痰，咳痰前不能吃任何东西，最好先用清水漱口3次，以清洁口腔。之后做2～3次深呼吸，再用力咳嗽，将肺深部的痰咳出，痰量2～3ml为宜，及时送检。

56. 肺癌分哪些病理类型？

根据2021年版WHO肺肿瘤组织学分型标准，将肺癌根据组织标本诊断分为：鳞状细胞癌、腺癌、腺鳞癌、神经内分泌肿瘤、大细胞癌、肉瘤样癌、其他上皮源性肿瘤、转移性肿瘤。肺癌主要组织类型为腺癌和鳞癌，占全部原发性肺癌的80%左右。

57. 什么是病理类型？对治疗有什么意义？

病理学诊断是将肿瘤切片放在显微镜下观察，根据细胞形态将肿瘤归类，所划分的类别就叫作病理类型。病理类型对于治疗方案的制订十分关键，肿瘤学家对各种病理类型的肿瘤设计了不同的治疗方案。近年来，肿瘤治疗手段飞速发展，已有的治疗方案也在不断优化与完善。医生只有知道了患者的病理类型，才可以有的放矢，对这一类别的肿瘤采取针对性的治疗。

58. 肺癌分几期？如何分期？

肺癌的分期对临床治疗方案的选择有重要指导意义。世界卫生组织按照肿瘤的大小（T），淋巴结转移的情况（N）和有无远处转移（M）将肺癌加以分类，为各国所采用。根据以上因素共将肺癌分为5期，分别是：0期、Ⅰ期、Ⅱ期、Ⅲ期和Ⅳ期。一般来讲，期别越高肿瘤越晚期，愈后越差。

59. 肺癌的五年生存率大概是多少？

癌症患者的生存时间与临床诊断发现的早晚密切相关。研究显示，肺癌五年生存率随诊断分期的上升而降低，Ⅰ期生存率约为55.5%，而Ⅳ期仅为5.3%，"生存多久"涉及多种因素，包括癌症分期、治疗方式、个人体质、心理状况和家庭及社会的支持等。也有部分晚期患者经过有效治疗后病情稳定，生活质量也较好。生存超过五年甚至更久。

60. 癌症会传染吗？

癌症不会传染。传染必须具备三个条件：传染源、传播途径及易感人群，三者缺一不可。临床资料证明，癌症患者本身并不是传染源。癌细胞是自身细胞的恶变出现的无限繁殖现象，在癌症患者体内到处扩散或转移，但它不会像细菌和病毒那样通过空气、接触等传播途径感染易感人群。动物实验证明患癌动物和健康动物长期关在一起，经过反复观察和检查，也未见有任何传染现象。但是某些癌症前期的某些疾病具有传染性，例如病毒性肝炎是引起肝癌的常见原因，肝炎明确具有传染性，但是并不是每一位肝癌患者都患有病毒性肝炎，能够传染给别人的是肝炎病毒，并不是癌细胞。所以癌症本身是不会传染的，它对患者的家属来说没有危险。所以，如果家人、朋友得了癌症，不要顾虑传染而刻意疏远，而应该多给予他们鼓励，奉献一份温暖和爱心，使患者不会感到孤独和被遗忘。

三、治疗与护理篇

III

（一）外　科

61. 哪些情况适合手术治疗？

外科手术是肺癌首选的治疗方法，它对多数早期肺癌和部分非早期肺癌能达到根治目的，例如：对0期、Ⅰ期、Ⅱ期和部分Ⅲ期肺癌病例，凡无手术禁忌证者，皆可采用手术治疗。手术切除的原则为：彻底切除原发灶和有可能转移的淋巴结，且尽可能保留正常的肺组织。具有下列条件的患者一般可作外科手术治疗：

（1）没有远处转移者，包括实质脏器如肝、脑、肾上腺、骨骼、胸腔外淋巴结等。

（2）癌组织未向邻近脏器或组织侵犯扩散者，如主动脉、上腔静脉、食管和癌性胸液等。

（3）无年迈体衰、严重心肺功能低下或近期内心绞痛发作者。

（4）无重症肝肾疾患及严重糖尿病者。

（5）Ⅰ期小细胞肺癌。

（6）临床高度怀疑肺癌或不能排除肺癌的可能性，经各种检查虽然还不能确诊，但估计病灶能够切除者。

62. 肺癌手术方法有哪几种？

按照不同类别，可将肺癌手术分成多种方式。按照肿瘤切除程度来分，可分为根治性切除术、姑息性切除术和开胸探查术。根治性切除术是将肿瘤连同淋巴结尽可能完全切除的手术；姑息性手术是仅将肿瘤最大病灶切除或无法完全切除肿瘤的手术，目的包括保留重要器官功能、减慢肿瘤生长或转移速度、保存患者生活质量等，是因各种条件限制而采取的最佳手术方案；开胸探查术是以诊断为目的的手术；从切除的范围来分，可分为肺叶切除术、肺楔形切除术、肺段切除术、全肺切除术（图3）等；从手术方式来分，可分为开胸手术、小切口开胸手术、胸腔镜微创手术和机器人辅助胸腔镜手术。

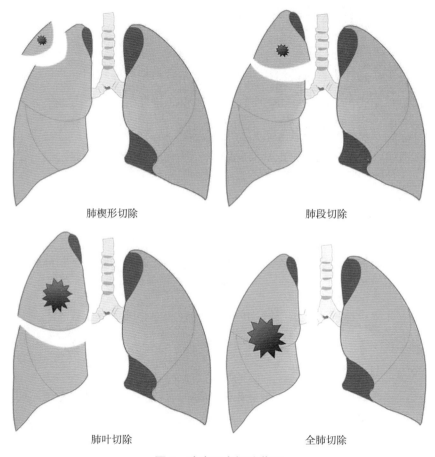

肺楔形切除   肺段切除

肺叶切除   全肺切除

图3　肺癌手术切除范围

63. 什么是微创手术？

胸腔镜微创手术即电视辅助胸腔镜外科手术（VATS），是由电视技术和内镜技术相结合而产生的微创外科技术。它利用微型摄像设备和特殊的手术器械（图4），通过小切口观察胸内结构，进行一些胸膜疾病、自发性气胸和肺大疱、肺部肿瘤、纵隔疾病、食管疾病的活体组织检查和治疗。胸腔镜微创手术有多种手术方式，包括单孔胸腔镜手术和多孔胸腔镜手术。胸腔镜手术对患者的创伤相对开胸手术较小。以往开胸手术，切口长达20cm左右，且需要在术中撑开肋骨，患者术后疼痛较剧烈。胸腔镜手术一般会有1～3个2cm的切口，疼痛大大减轻。

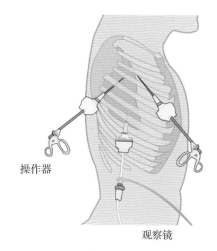

操作器

观察镜

图4　胸腔镜手术示意

64. 什么是机器人手术？

达芬奇机器人手术系统是目前临床广泛应用的机器人手术系统，是由医生控制台、床旁手术机械臂系统及成像系统三部分组成。它拥有光学放大10倍的指示下高清三维立体成像系统，可以实现精确的组织切割、止血缝合等外科的基本动作。机器人手术优点有：①具有三维高清术野、操作精确、操作灵活的机械腕和震颤过滤系统等优势，可以提高稳定性；②对肋间神经压迫少，可减少患者创伤、减轻术后疼痛；③机器人手术能够更加有效地清扫肺门及纵隔淋巴结。

65. 什么是射频消融？哪些患者适宜做射频消融？

射频消融是一种介入性治疗技术，通过使用射频能量来破坏肿瘤组织。在射频消融过程中，医生将射频探头引导到肿瘤内部，释放高频电流以产生热能，使肿瘤组织升温并破坏。

射频消融通常适用于以下患者。

（1）早期非小细胞肺癌（NSCLC）：射频消融可作为一种替代手术切除的治疗选择，适用于那些不愿进行手术切除的患者，尤其是对于直径小于3cm的早期NSCLC。

（2）高危手术患者：一些肺癌患者可能由于年龄、基础健康状况或其他原因不适合进行手术切除。对于这些高危手术患者，射频消融可以作为一种可行的治疗选择。

（3）术后辅助治疗：对于已经接受手术切除的肺癌患者，在手术后可能存在残留或复发的风险。射频消融可作为术后辅助治疗的选择，用于破坏残留或复发肿瘤组织，以达到局部控制的效果。

66. 什么是肺部 CT 三维重建？

肺部CT三维重建是一种利用计算机技术将肺部CT扫描的二维图像数据转化为立体或三维模型的过程。通过对多个CT图像进行处理和重建，可以生成一个具有空间信息的三维模型，从而提供更全面、更直观的肺部解剖结构信息。肺部CT三维重建在临床实践中具有多种应用。它可以帮助医生更全面地评估肺部解剖结构、检测肺部病变、规划手术和放疗方案，以及进行术前模拟和手术导航。此外，肺部CT三维重建还在教育和研究领域具有重要意义，为医学教育和科学研究提供可视化工具和数据支持。

67. 术前为什么做 CT 引导下定位？

在手术或介入性操作之前，医生可能会使用CT引导下的定位技术来帮助确定手术目标的位置和指导手术过程。通过使用CT引导下的定位技术，医生可以获得更准确、更详细的解剖信息，从而提高手术的精确性、安全性和成功率。

68. CT 引导下定位注意事项有哪些？

在进行CT引导下定位之前，有一些注意事项需要考虑和遵循，以确保操作的安全和有效性。以下是一些常见的注意事项。

（1）患者准备：在进行CT引导下定位之前，患者需要进行适当的准备。这可能包括禁食或限制饮食，在某些情况下需要特殊的饮食准备。此外，根据具体情况，可能需要停止某些药物的使用，特别是血液稀释药物或抗凝剂。

（2）病史告知：在进行CT引导下定位之前，患者应向医生提供完整的病史信息，包括过敏史、药物过敏史、存在的其他疾病或健康问题等。这有助于医生评估患者的风险和确定合适的操作方案。

（3）术前指导：医生会提供术前指导，包括饮食和用药的限制。患者需要按照医生的指示进行准备，确保在操作之前的一段时间内遵守相关要求。

（4）无菌措施：CT引导下的定位通常需要在无菌环境下进行。医护人员会采取一系列的防感染措施，如穿戴无菌手套和外科口罩，使用消毒剂清洁皮肤等，以确保操作过程的无菌性。

（5）安全监测：在CT引导下的定位过程中，医生会密切监测患者的生命体征，包括心率、血压和氧饱和度等。这有助于及时发现并处理任何不良反应或并发症。

（6）患者舒适性：医护人员会尽力确保患者的舒适性。这可能包括给予局部麻醉或镇静药，以减轻不适或焦虑感。

69. 患者月经期可以手术吗？

除非是急诊手术，否则月经期患者一般不宜手术。因为月经期患者凝血系统功能受到影响，手术后可能会有出血多的风险。此外，月经期患者由于有血液流失，抵抗力会比平时有所下降，术后会有感染的风险。所以，医生一般情况下不建议月经期患者手术。如需必要，可遵医嘱注射黄体酮（一种孕激素），推迟月经来进行手术。

70. 准备做肺部手术前居家时要做哪些准备？

充分的术前准备，对手术的顺利进行、术后的恢复都是非常有帮助的。

（1）戒烟：术前最好戒烟2～4周。术前戒烟可以稳定肺功能，降低术后肺炎和低氧血症发生。提高后续治疗效果，且戒烟越早越好。

（2）心肺及呼吸功能锻炼：提高肺功能，增加肺通气量。如慢跑、爬楼梯、吹气球、深呼吸、咳嗽等。

（3）慢性呼吸道炎症患者：可使用呼吸道雾化治疗，促进排痰。若并发肺部感染时需遵医嘱使用抗生素治疗。对氧饱和度及氧分压较差的患者，术前可吸氧以提高全身氧储备。

（4）心血管疾病患者：调整血压，以减少手术期间的心脑血管疾病。既往服用阿司匹林、氯吡格雷等抑制血小板聚集药物，应告知医生相关病史，并遵医嘱停止服用。

（5）心理准备：术前出现紧张、焦虑的情绪是非常正常的。可向医生、护士了解手术过程及细节，向病友询问手术感受，也可与亲友聊天、听音乐、放松心情。从思想上打消顾虑，以此缓解焦虑情绪。

71. 手术前为什么要戒烟？戒烟多久才能手术？

术前尽早戒烟主要有以下三个原因：①预防并发症。并发症是指疾病在发展过程中，或在治疗护理过程中，患者发生了其他与本疾病相关的一种或几种疾病。肺癌患者术后可能会发生的并发症有肺部感染、静脉血栓等，吸烟会促进这些并发症的发生。吸烟会使患者痰液增多、黏稠不易咳出，有可能导致肺部感染。同时吸烟促进血栓的形成，如血栓脱落，容易引发脑血栓、肺栓塞等，使患者发生生命危险。②吸烟会影响药物作用，如降低镇痛药的疗效。③影响营养吸收。因此，最好戒烟2～4周后再进行手术，越早戒烟对身体越有益。

72. 术前为什么要禁食水？

全身麻醉状态下喉反射被抑制，误吸的发生率升高，麻醉期间误吸液量 > 0.4ml/kg，pH < 2.5的胃内容物可诱发致命的误吸综合征。即指胃内容物或口鼻分泌物被吸入到下呼吸道导致肺部化学性或感染性炎症损伤。因此成人术前8～12个小时开始禁食，术前4小时开始禁饮水，以防术中呕吐物误吸引起窒息或吸入性肺炎。

73. 手术后为什么会觉得冷？

（1）手术室温度一般在22℃左右，而患者身上只有一层手术单。几个小时的手术下来，患者自然会感觉冷。

（2）患者在手术台上处于安静的状态，加上麻醉药的使用，这时基础代谢低，产生能量少。

（3）手术时患者一直在输液，液体放置在室温下，一般在22℃左右，人体体温37℃，所以会感觉输注的液体是冷的。

（4）手术时切口的热量蒸发，手术后机体内液体流失过多，机体的热量会随着体液的流失而有冷的感觉。

74. 有什么办法可以缓解冷的感觉？

返回病房后注意保暖，盖好被子，调节室温，观察患者面色和体温，询问患者感觉，摩擦患者的手脚促进肢端血液循环，冷的感觉很快就会消失，但要避免贴身放置热水袋取暖，以免烫伤。

75. 手术后为什么觉得口干？

这与术前患者已经开始禁食水，术中丢失大量体液和血液有关。有时全麻手术为防止唾液及支气管分泌物所致的吸入性肺炎，会使用抑制腺体分泌的药物，此类药物的主要不良反应就是口干。

76. 口干时怎么办？

术后未经医生允许，患者需先忍耐一段时间不能进水，忍耐大约术后几个小时。患者家属可用纱布或棉签蘸水擦拭口腔黏膜，口内含饮用水或用饮用水喷瓶向口腔内喷雾等方法暂时缓解。静脉输液也可以起到缓解口干的作用。

77. 什么是胸管？

胸管就是胸腔闭式引流管。是将引流管一端放入胸腔内，另一端接入位置更低的水封瓶（图5），通常在手术室放置，但在紧急情况下，如治疗气胸或急性脓胸时也可在急诊室或病房床旁进行。通过咳嗽和呼吸肺部扩张的挤压作用，以及半卧位的重力作用，将胸腔内积气、积液排入水封瓶中。作为一种治疗手段广泛地应用于血胸、气胸、脓胸的引流及开胸术后。

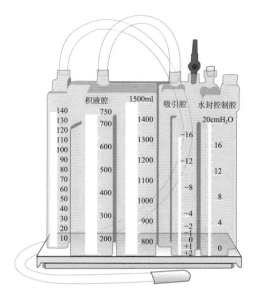

图5 水封式胸腔引流装置示意

78. 术后为什么要留置胸管？

留置胸管（图6）用于排出气体和收集胸腔内的积液（即胸水），观察胸腔内情况，推测肺内有无出血、漏气等情况，促进肺组织重新张开，从而达到预防肺部感染的作用，胸管还可以帮助平衡胸腔内压力，预防纵隔移位及肺脏受压。

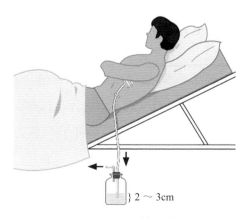

图6 留置胸管示意

79. 留置胸管期间患者需要注意什么？

卧床期间应取半坐卧位，摇高床头，使床头支架与床边呈30°～45°，以便胸腔积液顺利排出。患者坐起前应观察管路长短是否适宜，有无扭曲打折，并妥善固定。下床活动时胸瓶位置应低于引流口60cm以上，勿牵拉管路。若发生胸瓶破裂或导管从接口处脱落，应立即将脱开以上部分反折；若胸管从引流口处脱出，应立即用力压紧伤口处皮肤，避免气体进入，第一时间通知医务人员。带管期间患者若有呼吸困难或其他不适，也应立即告知医务人员尽快处理。胸瓶注意保持直立位置，避免下床时踢倒，否则胸瓶中的水封会流到引流液一侧，起不到隔绝空气的作用，可能会发生气胸。

80. 胸腔积液是怎么产生的？

正常情况下，胸腔积液（1～30ml）存在于壁层胸膜与脏层胸膜所组成的一个封闭性腔隙中，起润滑作用，减少在呼吸活动过程中两层胸膜之间的摩擦，利于肺在胸腔内舒缩。肺癌术后，胸腔内吻合口在恢复过程中会产生积血、积液。此外，肺组织切除后，肺部功能的不完整也使胸腔积液的产生与排出无法平衡，最终产生了多余的胸腔积液。

81. 胸腔积液是无用的"脏水"吗？

不是。胸腔积液是肺部手术后胸腔内恢复情况的"晴雨表"，通过观察胸腔积液的颜色、性质和量可以及时发现手术吻合口和胸腔内的变化情况。若发生胸腔感染，可做胸腔积液细菌培养及时，帮助找到感染原因以协助治疗。

82. 一般手术后疼痛会持续多久？

术后疼痛是手术后即刻发生的急性疼痛，通常持续7天左右。疼痛最明显的是手术后24小时内，2～3日后逐渐减轻，以后渐渐缓解。其性质为急性伤害性疼痛，也是临床最常见和最需紧急处理的急性疼痛。手术后疼痛如果不能在初始状态下充分被控制，可能发展为慢性疼痛，不但会影响术后恢复，还会降低患者生活质量。

83. 如何描述疼痛性质？

描述疼痛性质的语言有很多，其往往与疼痛程度、部位及性质相关。按疼痛程度，可描述为微痛、轻痛、较痛及剧痛。按疼痛部位与性质，可描述为胀痛、闷痛、绞痛、针刺样痛、跳痛、刀割样痛、爆裂样痛、压榨样痛、牵拉样痛、烧灼样痛等；或者神经痛的患者可描述为烧灼或触电样感觉异常，如皮肤麻木、针刺或蚁感等。

84. 如何描述疼痛程度？

目前较为常用的评估疼痛程度的方法是以下四种。

（1）视觉模拟评分法（VAS）：一条长10cm的标尺，一端标示"无痛"，另一端标示"剧痛"，根据疼痛的强度标定相应的位置（图7）。

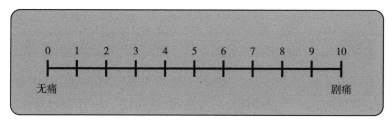

图7　10cm视觉模拟评分尺

（2）数字等级评分法（NRS）：用0～10数字的刻度标示出不同程度的疼痛强度等级。0为无痛，10为最剧烈疼痛，4和4以下为轻度疼痛（疼痛不影响睡眠），5～6为中度疼痛（疼痛影响睡眠，但仍可入睡），7和7以上为重度疼痛（疼痛导致不能睡眠或从睡眠中痛醒）。

（3）语言等级评分法（VRS）：将描绘疼痛强度的词汇通过口述表达为无痛、轻度疼痛、中度疼痛、重度疼痛。

（4）面部表情评分法（FRS）：评估时，使用从快乐到悲伤及笑泣的6个不同表现的面容，让患者选择一张最能表达其疼痛的脸谱（图8）。适用于交流困难如儿童（3～5岁）、老年人、意识不清或不能用言语准确表达的患者。

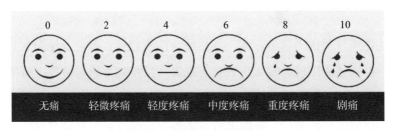

图8　疼痛面部表情量表

在描述疼痛程度时，若没有辅助工具，推荐使用前三种方法向医护人员表达患者的疼痛感受。

85. 有哪些方法可以帮助缓解疼痛？

（1）减少或去除引起疼痛的原因：胸部手术后，会因咳嗽或呼吸引起切口疼痛，应根据护士指导的方法正确做深呼吸和有效咳嗽，并在深呼吸和咳嗽时按压切口。

（2）合理运用缓解或解除疼痛的方法：遵医嘱按时按剂量使用镇痛药。手术后患者如安装了自控镇痛泵，镇痛药会以固定输注剂量（1～10ml/h）持续泵入体内，疼痛时按一下自控按钮，可迅速向体内泵注一个额外输注剂量的镇痛药。对于慢性疼痛的患者，最好在疼痛发生前服药，疼痛缓解后应及时停药，防止药物的副作用、耐药性及成瘾性。值得注意的是，在疼痛原因未明确诊断前，不能随意使用任何镇痛药物，以免掩盖症状，延误病情。

（3）心理疗法：紧张、忧郁、焦虑、恐惧或对康复失去信心等心理因素均可加重疼痛的程度，所以陪同和护理人员应以同情、安慰和鼓励的态度支持患者。分散注意力也可减少其对疼痛的感受强度，如参加感兴趣的活动、听音乐、有节律的按摩、指导想象有正向效果的事物等。

（4）积极采取促进患者舒适的措施，如舒服的姿势、整洁的床单位和周围环境、适宜的温湿度均可促使患者身心愉悦，从而有利于减轻疼痛。

86. 手术后发热是正常的吗？

外科术后患者出现发热多为吸收热，属于正常现象。外科术后患者一般都有体温升高的情况，体温一般不超过38.5℃，3天左右可逐步自行恢复正常。这是由于手术创伤后，机体自身吸收局部的积血、积液而产生的无菌性炎症反应，这种反应称为外科吸收热。对于这种情况应该密切观察体温变化情况，患者要多饮水。如果患者体温＞38.5℃，应采取有效的降温措施，例如物理降温或遵医嘱使用药物降温。

87. 拔除胸管需要注意什么？

拔除胸管的时候需要配合医生，取平卧位或者半坐卧位，深吸气，然后屏气拔管，拔除之后可卧床休息片刻，平稳呼吸。如有胸闷、呼吸困难、切口漏气、渗液、出血、皮下气肿等情况，立即通知医护人员。

88. 手术后为什么会觉得头晕、恶心？如果出现头晕怎么办？

头晕、恶心是全麻后常见的不良反应，是麻醉药的副作用，其严重程度一般与患者体质有关。这两种症状在术后两三天即可自动消失，不用过于担心。头晕症状也有可能是由于术后低血压、低血糖引起的，遵医嘱处理即可。头晕发生时暂时不要下地活动，以免摔倒受伤。

89. 如果出现恶心怎么办？

首先术前应先放松情绪，避免进食产气食物，麻醉前6～12小时禁食，避免术后胃肠道胀气。如术后发生呕吐，应坐起或头偏向一侧，及时清除口腔内呕吐物，避免呕吐物误吸入气管造成吸入性肺炎或窒息，并观察呕吐物的颜色、性状及量。呕吐后立刻漱口，避免口腔异味的不良刺激，并将呕吐症状及呕吐物性质告知医护人员，以便用药。

90. 什么是静脉留置针？

静脉留置针又称静脉套管针。核心的组成部件包括可以留置在血管内的柔软的套管，以及不锈钢的穿刺引导针芯。使用时将导管和针芯一起穿刺入血管内，当导管全部进入血管后，回撤出针芯，仅将柔软的导管留置在血管内从而进行输液治疗。一根留置针一般可保留72～96小时，有效减少患者每天进行穿刺、同一天多次间断输液反复穿刺所带来的痛苦，柔软的针芯让患者在带针的时候也可以方便活动，大大降低了活动时针尖穿透血管使药液渗出的可能性。

91. 静脉留置针留置期间有哪些注意事项？

留置针穿刺一侧肢体不可过度弯曲、提取重物、长时间下垂、剧烈活动等，在睡觉时不要压迫穿刺处血管，洗脸或洗澡时避免留置针周围的皮肤被水沾湿，保持穿刺点干燥，避免感染。穿刺点周围出现红、肿、热、痛或是出汗使贴膜卷边翻起时，应及时通知护士做妥善处理。

92. 手术后为什么要活动？如何活动？

（1）肿瘤患者血液处于高凝状态，止血药物的应用、长时间手术和全身麻醉、术后因疼痛和虚弱造成的长期卧床，都会诱发深静脉血栓的产生。行胸部手术时和术后48小时内小腿腓静脉内最易形成血栓，这类血栓大部分会在活动后消失。活动可促进静脉回流，减少血流淤滞，降低血栓产生的可能性。

（2）术后卧床的患者，早期常会出现没有食欲、消化不良、便秘等不适，这些都与术后缺少活动密切相关，活动可以帮助消化功能的恢复，促进消化和吸收。

（3）适量的活动，可以保持良好的肌肉张力，增强全身活动的协调性。

（4）防止压疮形成。久卧在床的患者着床一面的皮肤，尤其是骨突位置，如枕后、肩胛骨、骶尾部、脚后跟等，会有形成压疮的危险，尤其是瘦弱的患者。一旦形成压疮，愈合是一个漫长的过程。所以多变换体位、增加活动量，可以大大减少形成压疮的危险。

（5）活动还有助于缓解心理压力，促进睡眠。生活上自理能力的恢复也会给患者带来无形的积极暗示。

93. 手术后为什么不能让很多亲友来探视？

手术后的患者丢失大量体液、营养摄入不足会导致免疫力下降，院外人员会将细菌带入病房，引起感染，也影响了医生和护士进行无菌操作的环境。另外术后患者身体多虚弱，不宜进行过多交谈消耗体力，引起情绪波动，也影响患者做康复治疗。

94. 手术后可以开窗通风吗？

可以，最好一天两次进行开窗通风，每次至少半个小时。开窗通风能够有效改善病室内的空气质量，清新的空气也能让患者更加舒适、心情愉悦。

95. 手术后可以翻身吗？

手术当日不可翻身，回病房时需先保持平躺，体征平稳后抬高床头30°～45°。术后第一天起可向健侧也就是无胸管一侧45°翻身（全肺切除术后患者除外），不可使胸管扭曲、打折。

96. 什么是排气？手术后多久会排气？

排气俗称放屁。手术中由于麻醉药的使用及术后卧床制动，使胃肠蠕动减弱，故机体不能正常排气。一般术后3日内肠道功能恢复，患者开始排气。排气意味着胃肠功能基本恢复，患者可以进普食。

97. 如何能促进排气？

促进排气的方法多种多样，较为常见的是术后早期活动及腹部按摩两种方式。患者在术后可采取平卧－坐卧－床上运动－下床活动的顺序进行。例如，术后6小时患者开始半卧位，家属可协助患者做四肢各个关节的运动。术后第一天在床上休息和活动，可以进行床上抬臀运动。方法为患者平卧位，两腿屈曲，双手撑在床上，用力将臀抬起，坚持5～10秒放下，如此反复。但需注意，若患者有休克、心力衰竭、极度虚弱等情况，或有制动要求的患者，则不应早期活动。

腹部按摩（图9）对胃肠道是一种机械刺激，能增强肠蠕动，促进排便。术后6小时患者可在家属的帮助

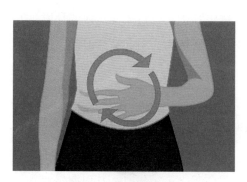

图9 腹部按摩示意

下以脐为中心（避开切口）顺时针按摩腹部，操作由轻到重，以患者能耐受为度，速度适中，每次按摩10分钟，每日2次。

98. 手术后为什么要做心电监护？

由于麻醉的刺激、手术创伤，刚刚手术返回病室的患者生命体征还处在不稳定的状态，所以需要随时监测。心电监护仪可以正确监测患者的心律、心率、血氧饱和度、血压、呼吸等变化，动态评价病情变化，为临床治疗提供依据。

99. 手术后为什么要吸氧？

（1）开胸手术多为全身麻醉，全麻术后早期患者呼吸肌功能未完全恢复，吸氧有助于提高血氧饱和度。

（2）开胸手术后呼吸功能受限，需要吸氧。

（3）大手术容易造成机体的应激反应，患者肺功能受影响较大，需要吸氧。

100. 手术后多久可以拆线？

一般情况下术后7～9天可以拆线，医生也会根据伤口的恢复程度视情况而定。

101. 手术后多久可以洗澡？

手术后只要伤口愈合良好，伤口结痂并自行脱落的情况下，拆线后1周左右的时间就可以洗澡了。关键看伤口恢复的情况，如果伤口仍有红肿则不能沾水。此时最好淋浴，不宜泡澡和泡温泉，避免发生感染。不要用力摩擦、揉搓手术切口处。伤口没有愈合的时候，不宜使用刺激性浴液或香皂，最好用清水冲洗。

102. 手术后多久可以上班？

这要视自身工作的劳动强度和身体恢复的情况而定，不同的手术方式身体内部的吻合口大小也不同，最好是术后定期做复查，听取医生的意见。

103. 术后出院可以坐飞机吗？

研究显示，肺部手术后乘坐飞机与乘坐常规地面交通工具相比，并发症发生率并未增加。但是由于患者手术方式、个体状况有所差异，可以与医生沟通并听取医生建议。

104. 术后肺功能会损失多少？

患者术后肺功能损失多少主要取决于术前肺功能状况、手术切除的范围以及切除肺组织对于剩余肺组织的影响。研究发现，肺叶切除术后肺组织的容积减少是患者肺功能减少的主要原因。表1显示了切除不同的肺叶大概会损失多少肺功能。

表1 切除肺叶与损失的肺功能预估占比

所切除肺叶	损失的肺功能预估占比/%
左肺上叶	22.2
左肺下叶	22.2
右肺上叶	16.7
右肺中叶	11.1
右肺下叶	27.8

肺叶切除术后会造成短时间内肺功能损失，但随着时间的推移，健康肺会部分代偿患侧肺功能。肺段切除、楔形切除相比肺叶切除来说，所切除的肺组织体积更小，对肺功能的影响也更小。

105. 为什么手术后肿瘤标志物值反而升高了？

肿瘤标志物是反映肿瘤存在的一类化学物质，通常用于肿瘤的早期诊断、预测预后、疗效评价等。值得注意的是，在术后复查中，肿瘤标志物升高，可能是肿瘤导致，也可能是其他因素。常见的肿瘤标志物有癌胚抗原（CEA）、细胞角蛋白19片段抗原（CYFRA21-1）、糖类抗原125（CA125）等。

在术后3个月左右复查时，大多数患者的CA125都会有不同程度的升高。这是由于在接受肺部手术后，胸膜腔受到刺激而导致大量的胸腔积液分泌。在一定程度上提高了CA125的分泌水平。

癌胚抗原（CEA）是广谱型肿瘤标志物，尤其是肺癌及消化道癌症检测。在吸烟人群以及患有心血管疾病、糖尿病、肺炎等疾病的人群中，15% ～ 53% 患者的血清癌胚抗原水平也会升高。此外，许多患者在术后会口服中药，很可能也是导致癌胚抗原升高的原因之一。

当然，肿瘤标志物的异常升高还是需要引起警示，以上情况，只是为了表示不是所有的异常指标都代表了肿瘤的复发。最终的结果，还是需要专业的医生结合患者的实际情况，做出准确的判断。

106. 为什么出院后会逐渐出现干咳？

肺部手术后咳嗽常常表现为剧烈的刺激性咳嗽，大多数出现在术后1周，在1个月以内最为严重。当患者出现干咳后，不用过度紧张。这很可能是由于术后支气管残端刺激；所使用钉仓使气管产生刺激反应；麻醉插管导致气道黏膜损伤；术后气道高反应；术后余肺位置的改变导致气流紊乱，或者出现胸腔积液、肺部感染等情况产生的。

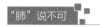

一般来说，随着支气管残端的炎症反应将钉仓包裹；气管瘢痕重塑成熟；胸腔积液吸收以及肺部炎症吸收等，咳嗽症状会慢慢缓解。这个过程一般需要3～6个月，甚至有的患者需要更长时间。当然，如果伴有黄痰、发热等情况，可能需要及时到医院就诊。

107. 出院后需要注意什么？

（1）戒烟，手术后患者要严格戒烟，更要远离吸烟者，避免吸入二手烟。保持口腔卫生，除每天刷牙外还要经常漱口，防止口腔疾患。

（2）空气污染也对肺部健康有影响，远离呼吸道刺激物，如灰尘、烟雾、油烟、尾气、雾霾，屋内多通风，空气污染严重外出时要佩戴口罩。

（3）短期内尽量少去人群聚集场所，术后免疫力有所下降，接触过多人群意味着接触更多菌群，增加了术后感染的风险。

（4）康复锻炼，进行术侧肩部关节及呼吸功能的锻炼，促进术后肢体功能和肺功能的恢复，但要注意循序渐进，避免过度疲劳。

（5）保证充足的睡眠时间，生活作息要规律。

（6）饮食，养成良好的饮食习惯，进食高蛋白、高热量、高维生素易消化的清淡饮食，过咸过甜、辛辣刺激的饮食都会促使呼吸道分泌痰液。

（7）复查，出院时最好问清复查的时间，一般是术后3个月进行第一次复查，如果离院后出现咳嗽加重、体重减轻、肩背部疼痛、疲乏、咯血、发热等情况要随时就诊。

108. 出院后如何预防感染？

（1）出院后应为患者提供良好的环境，不要让太多亲友探视，避免外来人员带来细菌，保证有充分的休息和睡眠时间。

（2）加强营养摄入，良好的体质才是抵抗感染的最佳防御，摄入高蛋白、高热量、高维生素饮食，增强机体的免疫力也促进伤口愈合。避免辛辣刺激饮食，忌烟酒，糖尿病患者应注意低糖饮食。

（3）关注体温的变化，体温持续过高可能提示伤口发生了感染，此时应首先考虑物理降温，防止发热过多损耗患者的体能，然后尽快就医查明发热原因，及时处理。

（4）术后要保持伤口清洁干燥，出院后还未拆线的患者，发现伤口有渗血渗液时要及时回院换药，伤口还未愈合前尽量不要沾水，不要用力揉搓。

（二）化学治疗（化疗）

109. 什么是化疗？

化疗是化学药物治疗的简称，是用化学合成药物治疗肿瘤及某些自身免疫性疾病的主要方法之一。化学药物有较大的不良反应，好似中医的"以毒攻毒"。化疗药物能破坏癌细胞的分裂和自身繁殖，使其受破坏而最终死亡。

110. 辅助化疗是什么？

化疗可在其他治疗之前或之后给予。治疗之前化疗叫新辅助化疗，目标是缩小肿瘤使得手术或放疗更为有效或更易于实施。如果化疗是在其他治疗之后给予，这被称为辅助化疗，目标是杀灭残存癌细胞。

111. 化疗前有哪些注意事项？

在接受化疗前要注意休息，保障充足的睡眠，避免劳累和熬夜，休息不好可直接影响患者对化疗药物的耐受性，加重药物的不良反应。同时要增加营养，保证有充足体力、精力，使药物的作用达到最大化。对化疗不清楚的事情要与医生多沟通咨询，积极配合医生完成治疗。

112. 化疗给药方法有哪些？

常用的化疗给药方法有口服、静脉注射、肌内注射、腔内注射、盆腹腔灌注、介入化疗等多种给药方法。临床中常采用单药、两药或多药联合组成化疗方案的形式进行抗肿瘤治疗。

113. 什么是化疗方案和化疗周期？

针对肿瘤类型、患者身体状况、既往治疗情况为患者选择合适的治疗形式。一种或多种化疗药物联合应用称为化疗方案。患者需要多久化疗一次，以及化疗持续多长时间取决于患者的肿瘤类型、治疗的目标、使用的药物以及患者自身情况。化疗周期是根据药物半衰期以及肿瘤倍增时间来制订的，多数设定为21天（3周）。

114. 化疗有什么不良反应？

化疗的不良反应可产生不同程度的反应，如恶心、呕吐、发热、口腔炎、腹泻、便秘、静脉炎、骨髓抑制、脱发等。不良反应的程度与药品种类及剂量密切相关，还与患者对化疗的心理作用有一定的关系。

115. 如何减轻化疗导致的恶心、呕吐？

恶心、呕吐是最常见的化疗不良反应。接受化疗前医生会给予必要的止吐药物缓解症状。化疗过程中可以给患者准备清淡饮食，如米粥、咸菜、蔬菜、水果等，避免油腻食物，如骨头汤、甲鱼汤以及味道过重的食物。不宜进食过饱，少食多餐，细嚼慢咽，口含陈皮、话梅、姜片可减轻恶心反应。松弛疗法（如静坐、听音乐等）也有助于减轻恶心程度。

116. 化疗后出现腹泻怎么办？

除医生给予相应治疗外，出现腹泻时也要补足水分（每日7～8杯水）。多进食粥或汤类食物。多吃含高钠高钾的食物（橙子、桃子、杏仁、煮熟的土豆等），避免奶制品、香蕉等胀气食物，避免芹菜、韭菜等粗纤维食物。饮食清淡，少食多餐。若大便频繁，持续腹泻引起虚脱，及时报告医生、护士。大便后要轻轻擦拭肛周，保持皮肤清洁，保持被服的干燥。

117. 化疗后出现便秘怎么办？

化疗后部分患者会大便干燥，可能与使用止吐药物有关。如药物性便秘不严重，止吐药停用后便秘就会逐步改善。严重的便秘可以使用缓泻剂或开塞露治疗。化疗期间，若出现便秘症状，应多饮水（果汁、蜂蜜水最好）或进流食，多进食水果蔬菜及粗粮，适量运动。

118. 化疗药物对骨髓的影响有哪些？

化疗药物通常会有骨髓抑制。骨髓抑制就是指肿瘤患者在化疗后出现白细胞、血小板和红细胞下降。多数化疗药物会使全血指标（如白细胞、红细胞）下降。白细胞偏低，患者容易受到感染。红细胞偏低造成贫血，患者感到疲劳和昏昏欲睡。若血小板太少，很容易出血。

119. 出现白细胞减低后应该注意什么？

白细胞的减低意味着患者发生感染的概率增加，免疫力降低。此时应注意：

（1）减少外出，避免或减少去人群聚集的公共场所，外出时戴口罩。

（2）养成良好的卫生习惯，勤洗手。勿进食生冷、不洁的食物。不要暴饮暴食，出院休息期间不要饮酒和吸烟。

（3）养成健康的生活习惯，适当锻炼。但是不要运动量过大，可以在公园做深呼吸和健身气功，活动轻、慢，避免因受伤而增加感染机会，延误下周期的治疗。

（4）监测血常规变化，必要时给予升血药。给予升血针后可能会出现发热、全身肌肉骨骼疼痛等不适，如出现此类症状应告知医生，给予相应处理减轻不适。

（5）注意严密监测体温变化，如有体温高于37.5℃时应联系医生，遵照医生意见给予处理。

（6）天气寒冷时注意保暖，避免感冒。夏天减少在空调房长待，如需空调，房间温度调至27℃左右。

（7）增加营养，多吃一些能升白细胞、增强机体免疫力的食物，如蜂王浆、牛羊肉。喝有营养的汤类。

120. 出现血小板降低后应该注意什么？

人体血小板计数正常值（100～300）×10^9/L（通常说法为10万～30万），低于5万时会有出血的危险。住院时可静脉输注血小板，要注意以下几点：

（1）食物宜软，易消化，温度不宜过高，可以选择流食或半流食，避免进食骨头、鱼刺、粗纤维等较硬的食物，以免划伤胃肠道。

（2）剪短指甲，以免划破皮肤。避免抓挠、剔牙、抠鼻等。穿刺拔针后加长按压时间。

（3）定期检查血常规变化。

（4）观察大小便颜色，注意有无消化系统和泌尿系统出血，女性月经期注意月经量，如有异常及时告知医护人员。

（5）如患者出现视物模糊、头痛、头晕、呕吐等不适提示有颅内出血的可能，应立即通知医生。

（6）避免磕碰。不要做剧烈的健身运动，女士在此时期减少穿高跟鞋，以免发生崴脚，造成皮下出血。

（7）避免接触利器，如水果刀、剪子、针等。不宜使用电动剃须刀。

（8）进易消化的食品，少食用粗纤维的食品，如粗粮、粗纤维的蔬菜（芹菜、韭菜），避免大便干燥，造成肛裂出血。

（9）使用软毛牙刷，不要用牙签、牙线剔牙，避免牙龈出血。

121. 化疗药物对口腔有什么影响？

接受化疗后患者可能会出现口腔黏膜炎和口腔溃疡，严重影响患者进食，造成营养摄入量不足，不能顺利完成下周期的化疗。所以不能忽视口腔溃疡的发生，要及时寻求治疗。有些化疗药物会使味觉改变，例如，口咸、口苦或有金属味。化疗结束后，味觉会逐渐恢复正常。

122. 如何减轻口腔溃疡的疼痛？

化疗后引起的口腔溃疡多在用药后5～10日发生，轻者需要进食后漱口，使用盐水或漱口水漱口，3～4周好转。重者需要告知医生，经过检查做相应的处理：

（1）保持口腔卫生。每餐后仔细清洁口腔，多漱口。有些漱口液可以帮助溃疡愈合。

（2）使用软毛牙刷刷牙可减轻口腔疼痛。

（3）若配带义齿，每餐后应将义齿清洗干净。

（4）避免食刺激性食物，如烈性酒、辛辣食物、葱、蒜、醋和过咸味的食物。

（5）可以使用集落刺激因子加到水中漱口以促进伤口的愈合。

（6）疼痛厉害时还可以使用麻醉药镇痛，如口腔溃疡贴、地卡因糖块镇痛等，帮助进食。

（7）多喝水，每日至少喝1500ml水，6～8杯，保持口腔湿润。也可用凡士林或润唇膏保持嘴唇湿润。

123. 化疗药物对皮肤有哪些影响？

有些化疗药物会对皮肤产生损害，例如输注化疗药后出现干性脱皮、水疱、瘙痒、湿性皮炎、溃疡等症状，严重者会出现剥脱性皮炎和坏死。若出现皮疹，禁止抓挠，避免皮肤发生感染。患者可遵医嘱涂抹止痒乳剂或炉甘石洗剂，最好不要使用含有激素类的膏剂，减少出现色素沉着的机会。在清洁皮肤时建议使用中性、温和且不含皂碱的清洁产品，如儿童使用的沐浴露。宜使用温水洗澡，避免过热的水及长时间洗澡，禁止泡澡。停药后皮肤症状会慢慢消退。

124. 化疗后出现手脚麻木怎么办？

化疗药物引起的神经毒性发生率约60%，严重神经症状约4%。其主要影响感觉神经（如痛觉、温度觉），表现为麻木及感觉异常。其中，应特别关注植物碱类的药物。此类药物引起的神经毒性反应遇冷加重。此外，患者在住院期间可以遵医嘱静脉补充营养神经药物，回家后可口服同类药物以缓解相应症状。活动时，最好穿旅游鞋或软底鞋，应注意预防摔倒。生活中应远离刀、剪及锐器易伤的物品。家属要检查洗澡水温，避免水温过高烫伤皮肤。

125. 化疗期间和结束后为什么要多喝水？

化疗期间，为了促使残留药物排出，减少对肾脏和膀胱的毒性，患者应多喝水。另外，因为化疗可以导致频繁呕吐造成脱水，多喝水有利于补充身体所需。

126. 化疗会脱发吗？发生脱发了怎么办？

脱发是化疗药物中常见的副作用，是由于化疗药物对头发内毛囊细胞损伤作用所引起的。表现为不同程度的头发脱落，甚至体毛、睫毛也会脱落。但在化疗停止一段时间后毛发会重新长出，有时重新长出的头发会比原有头发更黑或发生卷曲等变化。洗发时，可采用中性温和的洗发用品，使头发、头皮免于干燥。并且要减少梳头的次数和力度，以延迟脱发发生的时间。若已出现脱发症状，可用发网或软帽包住头发，以免头发洒落，不易于打理。若脱发较严重，也可根据自己的喜好，选择合适的假发或选择漂亮的帽子佩戴。但在化疗期间最好佩戴软帽，避免头部着凉。

127. 化疗期间可以上班吗？

不同患者对化疗的反应不同，如果化疗期间患者药物不良反应较轻，且工作性质要求不高，则可以上班。因化疗期间患者免疫力低下，故应避免强度较大、室外环境的工作。此外，还应保证充足的睡眠和休息，有利于免疫力的提高。

128. 什么是靶向治疗？

靶向治疗是指药物进入人体内会特异地选择分子水平上的某一位点相结合而产生治疗作用，从而使肿瘤细胞特异性死亡。不会或很少累及正常的机体组织。其特点为定位准确、高效、低毒，是一种理想的肿瘤治疗方法。

129. 什么是肿瘤免疫治疗？

肿瘤免疫治疗就是设法通过调动人体内各种防御因素，提高身体的免疫力，尽可能消除手术或化疗后残存的肿瘤细胞，防止肿瘤复发和转移的治疗方法。

130. 使用升血药物会出现哪些反应？

患者接受化疗后，会出现骨髓抑制，即血液检查低于正常值。医生通常会依据症状的严重程度开具口服或注射升血药物。口服升血药在使用中没有过多不良反应，患者按照药品使用说明服用即可。注射针剂则会出现骨痛等不良反应，且随剂量增加其发生率也会提高。此外，还可能出现发热、头痛、乏力、肌肉关节疼痛、皮疹、心悸等症状，严重者甚至出现低血压、水肿、过敏和呼吸困难等不良反应。

131. 怎样减轻升血针剂引起的疼痛？

使用升血针剂出现肌肉关节疼痛时，可遵医嘱口服镇痛药物以缓解疼痛，如止痛片、芬必得等，调整用药剂量可减轻疼痛症状。

132. 化疗周期中的休息期应该注意什么？

化疗出院回家要注意以下情况。

（1）维持合理体重：在保证身体营养的同时，要调节好化疗后的体重增加。研究数据显示50%的患者在化疗6个月后体重增加，其主要原因是食用过多高脂食物，以及化疗期间疲劳不想运动造成。

（2）生育问题：患者可能因为化疗而影响生育功能，以致短暂甚至终身不育。宜与伴侣一起和医生商讨解决方案。部分女性患者接受化疗时会出现月经紊乱的症状，但用药结束后恢复正常。但也有部分患者从此绝经，以致不育。

（3）休息与活动：患者应保证足够的休息与睡眠，避免劳累或室外工作。同时，也应适当坚持体育活动，每天应进行1小时的有氧运动，例如散步、慢跑等运动。

（4）营养补品：化疗休息期一般不必食用营养补品，正常饮食和入量即可满足身体所需营养。但应注意禁止饮酒和吸烟。

（5）化疗后的第10～15天是血常规最低的时间，应遵医嘱按时查血常规。白细胞、血小板等如果低于正常值时应及时联系医生给予处理。

133. 化疗必须要做深静脉置管吗？

化疗药物在使用中根据药物对静脉的损伤可以分为发疱类和非发疱类化疗药物。使用发疱类药物会对外周静脉（手背、足）有刺激，轻者出现局部疼痛；若发生化疗药物外渗，甚至可以造成局部组织坏死。如果在关节处可以造成关节僵硬、活动受限。所以中心静脉导管是输注发疱类药物最明智的选择。非发疱类药物的不良反应相对较轻，可以选择外周静脉进行输注，但最好还是通过中心静脉导管输注。

134. 什么是中心静脉血管通路？

经外周静脉如上肢、颈部、下肢等进行穿刺置管，导管尖端位置到达位于上腔静脉下1/3与右心房连接处，此类管路称为中心静脉血管通路（图10）。目前在临床上经常使用的有经外周静脉置入中心静脉导管（PICC）、输液港（PORT）和中心静脉导管（CVC）。

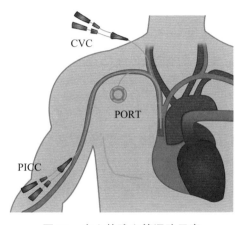

图10　中心静脉血管通路示意

135. PICC 可以保留多长时间？

PICC导管材料由特殊聚胺酯制作完成，有良好的组织相容性，导管非常柔软，不宜折断，在体内可留置6个月至1年，置管后患者的生活习惯基本不会受到影响。

136. 携带 PICC 出院有哪些注意事项？

（1）手臂活动幅度不能过大或太剧烈，防止导管脱落或断裂。

（2）带有导管洗澡时尽量使用淋浴，不能泡浴、盆浴和游泳，淋浴前要用保鲜膜缠绕2～3圈，上下用胶布贴紧以保护贴膜不受潮，有条件的洗澡后应该更换敷料，以免发生感染。

（3）睡觉时避免挤压置管侧手臂，避免长时间压迫置管手臂造成肿胀。

（4）平时不要穿衣袖过紧的衣服，先穿置管侧衣袖，后脱置管侧衣袖以防过度牵拉手臂。内衣尽量穿纯棉浅色长袖，以免局部敷料沾污。

（5）置管侧手肘可弯曲＞90°，但避免反复弯曲；置管侧手臂可反复做握拳动作；避免该侧手臂提过重物品（所提物品≤5斤）；避免做持重运动，如引体向上、俯卧撑、举哑铃等。

（6）外出时保护好局部，避免损伤导管或将导管拉出体外。可用丝袜或网套剪20cm长的一段做成袖套套住导管，可穿长袖上衣或使用护肘用具。

（7）在日常生活中一般性家务劳动都可以完成，但是避免用力拧搓衣服。

137. PICC 多长时间需要换药？

每星期进行一次冲封管和敷料更换，应返回医院由专业护士进行维护（皮肤消毒、冲洗导管、更换辅料及可来福接头、测臂围等）。到医院维护导管时应携带PICC手册，以便通过导管手册的记录了解当前导管情况，判断导管是否有脱出、手臂是否有肿胀。如果固定导管的贴膜松动或有卷边时要及时更换贴膜，以防止导管脱落或置管处皮肤感染。

138. CVC 多长时间换药？

CVC为中短期导管，因为此导管的长度和PICC相比要短一些，容易发生脱管现象。此导管为末端开口式导管，容易发生堵管现象。在化疗间歇期要按时到医疗机构进行导管换药、导管冲洗，常规要求每周更换敷料2次，输液接头每周更换1次。患者及家属也应该随时观察导管有无回血现象、固定导管的贴膜是否松动、卷边和贴膜内有无水气。如有以上问题发生应该及时回医院进行专业维护导管并更换敷料。非医务人员禁止更换敷料。

139. 携带 CVC 出院有哪些注意事项？

携管回家期间可以从事日常工作、家务劳动和体育锻炼，但需避免该侧肩胛及手臂的过度负重（所提物品≤5斤），不要做重力提拉、引体向上、扩胸运动、举重及剧烈运动，以防导管脱出或脱落。避免外物撞击带管部位，同时不可牵拉撕扯透明贴膜。睡眠时尽量平卧或卧于置管对侧，以免压迫导管引起导管扭曲、受压变形或导管脱落。勿让儿童玩弄导管，防止脱出。患者宜穿圆领或开胸式棉质柔软上衣，避免穿紧身及高领上衣，穿脱衣服动作轻柔，避免牵拉导管。洗澡要求淋浴，不要盆浴，洗澡后应该更换敷料，避免穿刺针眼因为潮湿发生感染。

140. 出院后怎样观察导管的情况？

PICC和CVC都要观察以下内容：

（1）固定导管的敷料有没有卷边和松脱。

（2）敷料下面有没有水珠或者潮湿。

（3）穿刺口有没有渗血或分泌物。

（4）固定导管的敷料下面有没有皮疹。

（5）该侧手臂有无肿胀。

（6）导管内有无回血。

（7）导管外露长度有无变化。

如果有上述状况出现应该及时回到医院进行导管维护，切忌自行处理。

141. 什么是输液港？

植入式输液港是一种植入皮下并且可以长期保留在体内的静脉输液装置。适于需要长期或反复静脉输液者。例如：需要多周期化疗、长期静脉高营养、高渗或强酸强碱损伤浅表静脉的药物。输液港的导管常用部位是上腔静脉，此处血液流量较大，可以快速稀释药物、营养液、血制品。减少或避免血管因刺激而导致静脉硬化或坏死。输液港的功能与我们经常提及的港口类似，是静脉治疗的"港口"故称为输液港。

142. 输液港是怎样植入患者体内的？有痛苦吗？

需要通过一个小手术植入输液港，一般在手术室内完成。患者在局部麻醉下，医生通过血管穿刺或者切开的方法，将导管的一端放置在患者的中心静脉内，将另一端与注射底座连接，注射座放置在平坦部位的皮下，常用部位是前胸部位。此项操作是在局部麻醉下进行，患者不会感觉很痛。

143. 输液港能保留多长时间？不需要时可以拆除吗？

根据患者治疗的需要可以长期保存。治疗休息期要按照专业护士的指示定期冲洗，保持清洁以避免发生感染，全部治疗结束后与患者的医生联系。移除输液港并不复杂，通常在很短时间即可完成。

144. 肺癌骨转移患者如何家庭护理？

骨转移所致的疼痛是很严重的。可遵医嘱使用一些镇痛药、中药等来缓解症状。在家庭的护理中要注意以下几点：

（1）日常生活中动作要轻柔，禁止剧烈运动。

（2）选择穿软底鞋，不要穿高跟鞋。

（3）睡硬板床，防止骨折。对腰椎、胸椎转移的患者在卧床时不要用力翻身，要坐起后再翻身。患者翻身时需要有人帮助，一人双手托住后背，一人双手托住臀部和腘窝部位。

（4）出现骨转移患者注意预防骨折的发生。发生病理性骨折会加重患者的疼痛感，很难愈合，如果骨折发生在椎体则可能损伤脊髓，造成肢体瘫痪。手术对病理性骨折的内固定操作难度大，影响患者的生活质量。

145. 出现骨转移的患者怎样锻炼？

患者经过手术、化疗、放疗等多种治疗后，体质虚弱，特别是合并骨转移的患者卧床时间会更长。可能出现肌肉萎缩、器官功能减退、生活质量下降、免疫力下降等情况。因此参加适当的体育锻炼是很有必要的。最适合的锻炼方法推荐散步、慢跑、太极拳等动作幅度较小、舒缓类运动。应选择空旷、人流少的场地，掌握好运动量，以精神好转、食欲增加、睡眠较好为运动的合适标准，不要过度疲劳。

（三）放射治疗（放疗）

146. 什么是放射治疗？

简单来说，放射治疗就是利用放射线能杀死肿瘤细胞的原理来治疗肿瘤。目前，用来治疗肿瘤的放射线主要有高能量的 X 射线、电子射线（β射线）以及最常用来做近距离治疗的伽马射线（γ射线）。这种治疗方式是通过射线进入肿瘤内部损伤肿瘤细胞核内的 DNA，使肿瘤细胞死亡，从而达到治疗肿瘤的目的。

147. 放射治疗的流程是怎样的？

放射治疗是一个系统工程，需要做大量的工作。一般把整个放疗过程分成三个阶段：第一阶段为准备阶段，第二阶段是放疗计划设计阶段，第三阶段是放射治疗执行阶段。

148. 放射治疗过程中有痛苦吗？

放射治疗每次时间 10 分钟左右，患者没有什么感觉。在放疗开始前，技术员会为患者进行治疗摆位，患者尽量放松。摆位后患者会单独留在治疗室内接受放疗，技术人员在隔壁房间，通过闭路电视仔细观察治疗情况，患者可以通过对讲机和治疗技术员通话，技术员会根据患者的需求进行帮助。

149. 放射治疗前家属需要做哪些准备？

（1）保持镇定，平和心态，承担起家庭的责任，体现出负责任的态度，让患者感到有家在，什么都能战胜。

（2）要营造良好的亲情氛围，使患者能够感受到亲情的温暖，多多鼓励患者，建立战胜疾病的信心。

（3）消除患者的心理负担，能够以全部的精力去治疗疾病。

（4）保证患者的营养支持。治疗过程中保持体重是非常重要的，这就要求有足够的营养补充以获得充足的体力。由于放射治疗反应往往影响食欲和进食，所以给患者做些喜欢的口味，容易吸收和消化，高蛋白的食物非常重要。营养支持保证一定量的肉、蛋、奶和蔬菜，变换些花样即可，要避免越贵越好的误区。

150. 放射治疗期间外出应注意什么？

照射区域皮肤非常敏感，应避免强烈的阳光曝晒，患者在外出时应注意防晒（遮阳伞）。冬季寒冷注意保暖，防止受凉。放射治疗后照射区域皮肤会比以前脆弱，需要长期特别的呵护。

151. 放射治疗期间可以进行体育锻炼吗？

放疗期间患者可以根据自己的身体条件和爱好进行适当的活动，不建议进行剧烈的运动。消耗大量体力，不利于治疗的顺利完成和身体健康。

152. 放射治疗过程中出现放射性肺炎，防治方法有哪些？

放射性肺炎系由于肺部或胸部其他部位肿瘤经放射治疗后，在放射区域内正常肺组织受到损伤引起的炎症反应。

一旦发现放射性肺炎，应立即使用肾上腺皮质激素控制炎症，急性期可用泼尼松（强的松）每天30～60mg，待症状消失后逐渐减量，疗程视病情而定，一般2～4周。氧气吸入以改善低氧血症。如伴细菌感染，选用有效抗生素，控制感染。止咳、解热药的辅助治疗十分重要，也可使用清热解毒、宣肺止咳的中药进行调理。同时应注意饮食，不吃助湿生痰和辛辣的食品，如芋艿、山芋、辣椒、葱、姜、胡椒、韭菜等，不能吸烟、饮酒，需清淡饮食。

153. 什么是急性放射性皮炎？

放疗期间，照射区域皮肤因射线影响会出现一定的放疗不良反应。其反应程度与照射剂量、照射面积、部位及个体差异等因素有关。一般在放疗开始2～3周出现，接受治疗范围的皮肤会变红，情况和晒太阳后反应一样；皮肤出现干燥、发痒、轻微红斑，毛发脱落。随放疗时间的延长，症状会逐渐加重，如色素沉着、干性脱皮、红斑区皮肤疼痛；部分患者发展为皮肤皱褶处出现湿性脱皮。在放疗开始前，医务人员会向患者介绍照射区皮肤保护的相关知识，帮助患者减轻放疗不良反应，度过反应期。

154. 如何保护放射治疗照射区域内的皮肤？

（1）保持皮肤清洁干燥，减少摩擦和理化刺激。可用温水温柔清洗；不能使用碱性肥皂或刺激性洗涤用品，更不能用力搓洗。

（2）为了减少对照射区域皮肤的摩擦和刺激，建议患者放疗期间穿柔软宽松、吸湿性强的纯棉类内衣；避免穿粗糙及化纤类衣物。头颈部接受放疗的患者，上衣最好穿无领开衫，不要穿硬领衬衫，男士不要打领带，便于穿、脱，保护颈部皮肤。

（3）照射野区域避免使用酒精、碘酒、胶布及化妆品；避免冷热刺激，不能使用冰袋和热水袋。

（4）充分暴露照射区域的皮肤，不要覆盖或包扎，出现局部瘙痒不要抓挠，避免人为因素加重反应程度。医生会根据具体情况指导患者用药。

（5）剃毛发时，使用电动剃须刀，不要撕剥皮肤出现的脱皮或结痂，避免造成局部损伤。

（6）出现皮肤色素沉着无需特殊处理，放疗结束后皮肤颜色会逐渐恢复正常。

155. 出现放射性皮炎后怎样应对？

（1）症状：皮肤瘙痒，出汗少，暗色红斑，干性脱皮。

护理措施：局部用薄荷粉，起到清凉止痒的作用，不用手抓挠，以免造成损伤。保持皮肤清洁干燥。

（2）症状：鲜色红斑，水肿，皮肤破损湿性反应。

护理措施：①局部涂复方丁卡因乳，每日 4 ～ 6 次，清凉止痒、缓解疼痛症状。减轻局部炎性反应，促进皮肤愈合。充分暴露，不包扎，不覆盖。②金因肽局部喷涂，加速创面愈合。③密切观察局部皮肤反应变化，必要时应用抗生素预防感染。④调整全身营养状况促进破损皮肤修复。

（3）症状：水肿加重，皮肤破损面积广泛，有出血。

护理措施：对症用药，局部清洁，必要时暂时停止放疗。待照射野皮肤炎性反应好转再继续治疗。

156. 放射治疗期间能不能洗澡？

如果病情允许，放疗期间是可以洗澡的。保持照射区域皮肤清洁有利于减轻皮肤反应程度。但水温不能太高，选用温和无刺激浴液。照射区域皮肤不要用力搓揉，注意维持皮肤完整性。

特别提醒：医生在放疗定位时，会用皮肤墨水在患者的皮肤上画标记线，以确保每次放疗定位的准确。所以这个标记非常重要，一定不可以擦掉！如果标记变浅或模糊，请及时告诉主管医生，由医生标画清晰，切勿自己尝试描画。

157. 放射治疗结束后皮肤还要特别保护吗？

是的。放射治疗引起的皮肤损伤，在放疗结束后会逐渐恢复，恢复时间的长短是有个体差异的，与接受放射治疗的射线种类、照射剂量以及患者遵循医生建议的依从性等因素有关。照射区域皮肤抵抗力比较低，需要较长时期的特别呵护。比如天气炎热防止强烈阳光的暴晒，外出时注意遮阳防晒（遮阳帽、伞）；寒冷天气外出时，注意保暖避免受凉。

158. 为什么放射治疗期间每周要进行血常规监测？

每周要进行血常规监测是非常重要的。因为放疗和化疗都会使骨髓造血功能受到影响引起骨髓抑制，外周血主要表现为白细胞和血小板减少。每周进行血常规监测可以及时发现血细胞的变化，并观察有无感染、出血倾向，以便及早对症处理，保证治疗的顺利完成。

159. 放射治疗期间对服药和饮水有什么建议？

（1）放疗期间应多饮水，每日最好在3000ml以上，有助于体内代谢废物的排出。可以将水果、蔬菜榨汁饮用。

（2）进餐及服药前、后，饮少量温水润滑口咽和食管，以免药物或食物粘贴咽部或食管表面。吞咽片剂有困难时，可以将药片研成粉剂后用水冲服。缓释药片不得研碎服用，以免短期内给药剂量过大。

（3）服用胶囊类药物时，水温不能太高，温开水比较适合。

（4）如果放疗期间您正在服用某些药物（包括中药和保健品），请向您的主管医生汇报，放疗开始后是否需要继续服用，请听从放疗医生的建议。

（四）靶向治疗与免疫治疗

160. 什么是靶向治疗？

靶向治疗是一种癌症治疗方法，通过干扰癌细胞生长、分裂和扩散达到治疗肿瘤的目的。

161. 什么是基因检测？术后为什么做基因检测？

基因检测就是通过血液或从其他体液和细胞检测一个人的DNA，分析其所含有的基因特点和基因缺陷，从而推断其表达功能是否正常的一种方式。它可以使人们了解自己的基因信息，明确病因或者预知身体患某种疾病的风险。可以用于诊断疾病，也可以用于预测疾病风险。

患者术后进行基因检测有意义吗？患者在术后进行基因检测，一方面可发现突变基因，找到敏感的靶向药物，可以明显延长患者的生存期，同时提高患者辅助治疗时的生存质量。另一方面，突变基因就像肺癌辅助治疗时的警示牌，提示某些辅助治疗效果不佳，需要另寻他路。

162. 不做基因检测可以服用靶向药物吗？

对于肺癌患者来说，吃靶向药之前一定要做基因检测，因为肺癌的靶向药种类非常多，不同的靶向药针对不同基因突变类型的肺癌。原则上来说，在选择靶向药物治疗前都应该做基因检测，这样才能做到有的放矢。再者，靶向药也像其他的化疗药一样，都会有相应的、不同程度的副作用。所以，不建议不做基因检测就盲试靶向药。

163. 靶向药物可以作为肺癌预防用药吗？

靶向药是不可以预防肺癌的，原因在于靶向药的药理作用，主要是通过肿瘤细胞的癌变靶点所起作用的。在肿瘤未发生时，机体内并不存在肿瘤细胞的癌变靶点，故靶向药无法通过作用于靶点而起作用，即在肿瘤产生之前，靶向药无法起到预防的作用。

164. 靶向药物有耐药性吗？

耐药性是指当患者服用某一类药物后，疾病对该药物的反应减弱或者消失。对于靶向药来说，也会产生耐药性：①癌细胞通过基因重新组合来逃避靶向药的作用；②免疫系统无法有效地识别和杀死带有耐药标志的癌细胞。

耐药性因人而异，部分患者可能3～5个月就会出现耐药现象，而有的患者可能10个月甚至几年才会出现耐药现象。

如果服用靶向药物出现了耐药，一般有以下几种方案：重新接受化疗，重新做病理，重新基因检测，更换靶向药，改做免疫治疗。因此建议治疗期间定期复查，及时调整。

165. 肺癌靶向药物要用多长时间？

在使用靶向治疗药物以后，如果观察到比较好的疗效，那么应该持续使用。在这个过程中要定期复查，建议每3个月复查一次，监测疗效和副作用。对于晚期肺癌患者，口服靶向药只要疗效确切，没有出现耐药，而且副作用能够耐受，依据医生建议复查时间，按时复查可长期服用。在经过靶向治疗药物治疗后，有些患者的病情可能会发生进展，需要我们及时发现，以及时寻找下一步对策。因此，我们需要一方面持续使用靶向治疗药物，另一方面需要定时复查进行检测。

166. 什么是免疫治疗？

免疫治疗是指针对机体低下或亢进的免疫状态，人为地增强或抑制机体的免疫功能以达到治疗疾病目的的治疗方法。免疫治疗的方法有很多，适用于多种疾病的治疗。肿瘤的免疫治疗旨在激活人体免疫系统，依靠自身免疫功能杀灭癌细胞和肿瘤组织。与以往的手术、化疗、放疗和靶向治疗不同的是，免疫治疗针对的靶标不是肿瘤细胞和组织，而是人体自身的免疫系统。

167. 免疫检查点抑制剂有哪些？有哪些不良反应？

肿瘤的免疫治疗是近年来肿瘤治疗的热点，其通过采用各种手段来提高患者自身免疫功能，从而达到对抗恶性肿瘤细胞、治疗肿瘤的目的，其中常用的手段就是以免疫检查点抑制剂为代表的药物。常用的免疫检查点抑制剂包括 PD-1 抑制剂（如帕博丽珠单抗、纳武利尤单抗等）、PD-L1 抑制剂（如阿替利珠单抗、度伐利尤单抗等）和 CTLA-4 抑制剂（如伊匹木单抗）。该类药物通过阻断免疫检查点，使得被抑制的免疫反应再度激活，从而对肿瘤细胞产生杀伤作用。免疫检查点抑制剂通常通过静脉注射途径给药，但也可能通过局部皮下注射给药。由于该类药物提高了机体的免疫反应，也会导致免疫相关的不良反应的发生。这些不良反应大多以炎症形式出现，例如免疫性肺炎、免疫性肝炎、免疫性心肌炎等，有可能非常严重，需要住院治疗，通常需要使用激素类药物来减轻相关免疫反应。

168. 什么是 PD-1、PD-L1 药物？

PD-1、PD-L1 药物是目前针对恶性肿瘤最常见的免疫治疗药物。它们的原理是：为了避免伤及正常的人体细胞，免疫 T 细胞上存在一个受体——PD-1。凭借这一受体，T 细胞能够将携带 PD-L1 受体的细胞识别为正常细胞。

但癌细胞同样也会通过大量表达 PD-L1 受体来关闭 T 细胞的受体，将自己

"伪装"成为正常细胞,进而逃避人体免疫系统的杀伤。

PD-1/PD-L1抑制剂能够分别特异性地与这两种受体结合,通过消除T细胞被肿瘤细胞的干扰,人体免疫系统杀灭肿瘤细胞的途径恢复,T细胞能够正常行使免疫功能,消灭肿瘤细胞。

169. 肺癌患者都可以使用 PD-1 药物吗?

不是所有的肺癌患者都适合使用PD-1抑制剂治疗,一定要选择合适自己的方案科学治疗,不能盲目跟风。

170. 居家服用口服抗肿瘤药物期间应注意什么?

随着肿瘤疾病的慢病化管理,越来越多的肿瘤患者居家口服抗肿瘤药物,包括口服化疗药和口服靶向药物。与其他药物不同,抗肿瘤药物通常具有细胞毒性,它们通过影响细胞的生长和增殖来发挥作用,但这种毒性作用不仅针对恶性肿瘤细胞,对健康细胞也会产生影响。因此,患者在居家用药期间应格外注意。首先要按照说明书的储存要求正确保存药物,避免受到极端温湿度的影响,最好保存在原包装内,使用专用药盒保存。其次建议将药物放在儿童接触不到的地方,并远离食物和饮用水。对于受潮、损坏、过期、未使用的药物,不要丢入垃圾桶或厕所,建议送回药房或医院处理。最后尽量减少接触药物的人数,其他家庭成员在接触药物时建议戴一次性手套,并在戴上手套前和摘下手套后都要洗手,如果不戴手套,建议将药物从包装直接倒入一次性药杯中让患者服用,避免直接接触药物。

171. 肿瘤患者药物治疗期间,居家同住人员注意事项有哪些?

肿瘤患者在接受化疗或长期口服抗肿瘤药物期间,进入体内的抗肿瘤药物在发挥抗肿瘤作用后，会有一定比例的药物以原型或活性代谢产物的形式从患者体内排出，排出途径也有多种，比如粪便、尿液、汗液等，建议患者及同住人员采取一定措施以避免抗肿瘤药物的暴露和污染。可以将患者的衣物和床单等与其他家人的物品分开清洗，另外患者如厕后，冲水时可以盖上马桶盖，并进行两次冲水。患者排泄物可能被细胞毒药物污染的时间与药物的种类有关，大多数细胞毒药物可在7天内排出体外，但也应注意识别排泄时间延长的药物。

（五）药品临床试验

172. 什么是临床试验？

临床试验是指以人体（患者或健康志愿者）为对象进行药物的系统性试验。通俗地说，临床试验就是一个评价某种药物或治疗方案的疗效和安全性的医学研究，其目的就是找到更好的药物，提供新的治疗方案。一般来讲，临床试验分为Ⅰ、Ⅱ、Ⅲ、Ⅳ期。

173. 新药是怎么来的呢？

首先科学家们对疾病的发病过程和机制进行研究，这些基础研究为治疗疾病的新药研发提供了线索。

然后科学家们开展研究并合成一系列的先导化合物，通过体外细胞实验初步筛选出活性高、毒性低的化合物，并进一步优化结构，成为药物候选物。接下来，科学家们会在动物身上进行大量的实验来研究这些化合物在动物身上的效果和毒性，初步筛选出可能安全有效的候选药物。由于人类不同于动物，因此通过动物实验后，还需要在人体进行临床试验，获取药物在人体的安全性、有效性以及最佳的用药剂量和用药频次，这一过程我们称之为人体临床试验。

174. 参加临床试验的人就是"小白鼠"吗？

回答当然是否定的。

每一个能够应用到人身上的药物在临床广泛应用之前，都需要在国家相关法律法规的指导下进行临床试验，并接受国家相关部门的严格监管。它不仅要求药物的生产者提供有价值的临床资料，同时更注重对患者在试验过程中安全和利益的保护。临床试验最重要的一点就是必须符合伦理要求，也就是说，必须充分尊重和保护试验者的利益。在新疗法、新技术日益发展的精准医学的今天，除了有机会免费治疗外，参与临床试验的患者们可能获得比目前治疗手段更新、更好的治疗方案，将有可能成为新方案的第一批获益者。

175. 所有患者都可以参加临床试验吗？

并不是。

临床试验在开始之前需要制定严谨的临床试验方案，其中会明确试验能入选什么样的患者，什么样的患者需要排除在外，并不是每个患者都可以参与临床试验。

例如对于肿瘤患者来说，一般包括：具有某种类型或分期的肿瘤、曾接受过或未接受过某种治疗、是否具有某种基因改变、属于特定年龄人群、目前的健康状况怎样等。

Ⅰ期临床试验招募的主要是健康受试者，获得一定人体数据之后再在患者群体中展开大规模的试验。但对于抗肿瘤药物临床研究，Ⅰ期临床试验招募通常是已经没有药物治疗可选择的患者群体。

176. 想参加临床试验，如何获取信息？

（1）官方平台：药物临床试验登记与信息公示平台（http://www.chinadrugtrials.org.cn）是国家药品监督管理局药品审评中心公开发布临床试验信息的平台；中国临床试验注册中心（https：//www.chictr.org.cn）是原卫生部指定代表我国参加世界卫生组织国际临床试验注册平台的国家临床试验注册中心。

（2）临床试验实施单位官网或官微的临床试验信息相关板块。

（3）医生推荐：在就诊过程中，临床研究医生会根据患者情况告知适合的临床试验项目供患者选择。

（4）在其他公开渠道发布的招募广告、海报、宣传手册等。

177. 如何保障受试者权益？

伦理审查与知情同意都是保障受试者权益的重要措施。

178. 什么是伦理委员会？

药物临床试验是一件非常严肃而严谨的事情。在任何国家和地区开展之前都必须获得药品监管部门的批准和伦理委员会审核备案。伦理委员会是一个独立的审查机构或委员会，里面的成员需要有医生、药师及其他背景人员组成，从保护受试者的角度对试验方案、知情同意书等方面进行严格的审查。

179. 什么是知情同意书？

受试者要参加临床试验首先要签署知情同意书。知情同意书是受试者详细了解试验概况、试验过程、享有权益和履行义务等内容的主要途径。药物临床试验知情同意书的撰写应符合"完全告知""充分理解""自主选择"的原则，确保受试者充分了解试验概况、风险、受益、费用及自身义务等信息，切实保障受试者合法权益。在进行签署知情同意书谈话时，医生详细介绍的过程中，患者可以随意提问，在明确所有条款后由患者本人或其法定代理人签署。

180. 参加临床试验有哪些益处呢？

参加临床试验的患者可以提前使用新药或新的疗法并可能从中获益。在参加临床试验过程中，受试者可免费获得试验药物、免费接受相关检查和一些基础治疗，获得研究人员用药指导和咨询，同时专人负责随诊或访视等。如此同时也帮助研究人员更好地理解、诊断、治疗疾病，从而间接地帮助自己或者他人，为新药研发做出自己的贡献。

181. 参加临床试验有哪些潜在风险？

在临床试验过程中，医生和其他研究人员为了保护受试者，会进行密切的观察以防止受试者受到潜在的危害。但是对于受试者来说，临床试验的风险还是存在的。比如新的治疗方案可能对疾病没有任何改善，可能存在不可预知的不良反应等，但是研究医生会根据受试者的各种突发情况进行处理和上报。

182. 参加临床试验后还能退出吗？

临床试验必须遵守"自主选择"和"随时退出"的伦理原则。受试者自愿决定是否参加临床试验并可以随时退出。但是在离开之前应该归还剩余的研究药物，和自己的医生沟通确保完成了所有的安全步骤。

183. 参加临床试验有哪些义务呢？

遵照医嘱按时服药，记录用药情况，并将剩余的药物退还给研究人员，不随便服用其他用药，并隐瞒不告知或擅自带药。按临床试验要求回访并完成研究规定的各项检查。按方案要求注意饮食并戒烟限酒等。

四、营养与饮食篇

IV

（一）手术患者饮食指导

184. 手术后为什么要避免吃易产气的食物？

手术后尽量避免食用一些容易产气的食物，如豆类、豆浆、薯类、奶粉等。因为麻醉、手术后都会造成肠蠕动减慢，食用这些食物会加重胃肠不适，影响术后恢复。患者术后可选择流食或半流质食物，例如小米粥、鸡蛋羹、蛋花汤、萝卜汤等，循序渐进地恢复至术前的饮食习惯。

185. 手术后多久可以进食？

术后饮食是影响患者恢复速度的因素之一。术后进食时间主要依据手术的性质、患者肠蠕动的恢复情况及麻醉方式而定。外科手术一般为全麻手术，如无特殊情况，术后第二天就可以进食。进食顺序为流食－半流食－软食－普食。在局部麻醉下的小手术，如手术后无明显的恶心、呕吐、腹胀、腹痛等不适症状，可在术后消除轻微不适感后进食。实施腰麻和硬膜外麻醉手术后6～8小时，可根据患者所需给予饮食。接受咽喉部手术、胃镜下手术的患者，待咽部麻醉消失后（即术后3小时左右）方可进食，以免出现吞咽呛咳等情况。

186. 手术后为什么要多喝水？

首先，由于手术前需要排空胃内容物，避免在术中、术后发生呕吐造成误吸，故医生往往要求患者在术前6～10小时禁食、禁水，导致患者手术当日水的摄入量低于其生理需要量，术后需要补水。其次，肺部手术通常在全身麻醉下进行,麻醉过程需要在患者气管内留置一根导管,所以术后可能会产生较多痰液,为防止呼吸道感染,需要尽快将痰液排出。多饮水可以湿化痰液,帮助痰液的排出。另外,手术后的3～5天,患者通常会出现体温轻、中度的升高。这是机体对手术创伤的一种正常反应,即术后吸收热。此类发热一般不需要特殊处理,多饮水即可缓解症状。基于上述原因,患者应在术后多饮水,帮助身体快速恢复。温馨提示:饮水要多次、慢速、小口,以促进代谢产物及毒素的排出。

187. 手术后可以吃凉的食物吗?

术后一般不建议食用较凉的食物。此类食物会对患者的胃肠道造成刺激,可能会导致腹泻、腹痛等胃肠不适症状,不利于患者术后的恢复及护理。

188. 手术后为什么要清淡饮食?

胸导管(图11)是体内最大的淋巴管,在正常情况下,人体内大部分的淋巴液都汇入胸导管。因其解剖位置与肺、食管等器官十分紧密,有时在进行

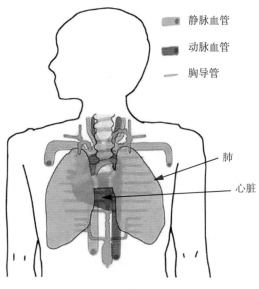

图11　胸导管解剖示意

肺部手术时就会不可避免损伤胸导管主干及其分支。若胸导管损伤，经胸导管回流的淋巴乳糜液外漏并积存于胸膜腔内，就会导致乳糜胸。外观上从胸管中引流出乳糜样胸腔积液，看起来像牛奶一样呈现浑浊乳白色。

胸导管的损伤是微小的，肉眼不可见的。清淡饮食时可减少乳糜液的产生，有利于胸导管微小损伤的修复，促使其自发闭合，如果患者进食了含大量脂类的物质，通过肠道吸收，就会产生大量的乳糜液，从胸导管损伤处流出，导致乳糜胸。

所以，医生会根据术中情况嘱肺部手术后患者清淡饮食一周左右，不能吃油腻的食物，比如炸鸡、肥肉、肉汤等，可以半流质饮食，比如稀饭、粥、不含油的面条、水果、蔬菜等。

189. 手术后可以吃海鲜吗？

在我国民间的确有"手术后不能吃海鲜，因为海鲜是'发物'的说法"。其实，人们之所以将海鲜等食物称为"发物"，主要是因为一些患有皮肤病、哮喘、对这类食物过敏的患者（即过敏体质者）在食用此类食物后，会出现病情复发或加重的现象。对于癌症患者来说，术后应多补充蛋白质、热量和维生素来提高自身的免疫力。海鲜正是富含优质蛋白质且富含锌、硒等营养成分的一类食物，有利于伤口愈合。因此，如果没有上述过敏反应，医生对饮食也没有特殊要求，患者在手术后可以食用海鲜。

190. 吃绿豆会降低药效吗？

虽然关于绿豆影响药效的传闻有很多，但到目前为止还没有确切的证据表明绿豆能让某种药物失效。从中医的角度来讲，绿豆是药食同源的食物，具有清热解毒的功效。如果患者正在服用温热散寒的中药，应尽量避免吃绿豆。除此之外的其他情况，绿豆并不会对药效产生明显的影响。

191. 手术后可以吃市面上热销的营养品吗？

市面上销售的营养品一般会含有一些机体所需的营养成分，故不反对食用。但购买前要关注产品质量及其所含的有效成分是不是机体当下所需要的。患者需要的是合理、科学地补充营养，即"机体缺什么补什么，缺多少补多少"，提前咨询医生该营养品所含的成分是否与药物有相互作用。如果不会影响手术恢复或不存在药物相互作用，就可食用。

192. 围手术期（手术前、中、后）患者的营养如何补充？

（1）营养对围手术期患者的重要性：营养对于外科手术患者具有重要意义，良好的营养状况是战胜疾病的基础，也是经受各种治疗的有利条件。跟肿瘤作战就像打仗一样，"兵马未动，粮草先行"。术前具有良好的营养储备，有助于机体增强免疫力，术后的康复也会更快、更好、更顺利。相反，在营养缺乏的情况下，患者常常因为免疫力下降，使得伤口愈合减慢，造成感染概率增加等并发症的发生。因此，良好的营养状况至关重要，合理有效的营养供给可以使机体的不良状态及免疫功能得到改善。

（2）手术前营养：任何手术对机体组织都会造成一定程度的损伤，手术对机体来说是一种消耗。尤其是胸部大手术，更要提前供给充足、合理的营养，增强机体的免疫功能，使患者更好地耐受麻醉及手术创伤。手术前如无特殊禁忌证，为保证患者术后的机体恢复、减少并发症，应尽可能地补充身体所需的各种营养素。脂肪、糖（碳水化合物）是最有效的热量供给来源。而蛋白质的供给又尤为重要，它是维持组织生长，更新和修补组织不可缺少的原材料。因此，患者术前的饮食应遵循高热量、高蛋白质、高维生素的原则。

（3）蛋白质摄入要充足：与手术相关的最常见的营养缺乏症是蛋白质不足。患者在手术期间或多或少会出现失血的情况，机体组织的分解代谢增强，基本组织和血浆需要迅速恢复，这些都要求患者在术前具有良好的储备，才能在术后加速伤口愈合。增加储备的方式即采用高蛋白饮食（适用于没有肝肾功能疾病的患者），具体的需求量是每公斤体重1.2～1.5g蛋白质。其中，优质蛋白质的摄入量要占到一半以上（优质蛋白的主要来源为牛奶、鸡蛋、鸡肉、鸭肉、鱼肉、猪肉、牛肉、羊瘦肉和大豆类食物）。

综上所述，凡是接受大型手术的患者，应根据自己的具体情况，积极做好手术前的营养储备，为手术后的恢复打下基础。

以下为术前一日菜谱供参考：

【软食食谱】

早餐：山药粥1碗（大米30g，山药80g）

煮鸡蛋1个

低脂牛奶250ml

热拌青菜（芹菜50g，少许调料）

上午加餐：莲子大枣枸杞羹（莲子5g，茯苓3g，大枣3枚，枸杞少许）

午餐：二米饭1～2两（大米、小米）

清炖乌鸡蘑菇西红柿（乌鸡100g，鲜蘑菇50g，西红柿少许）

清炒芦笋胡萝卜（芦笋150g，胡萝卜20g）

下午加餐：苹果1个（中等大小）

晚餐：两面糕1～2两

清蒸鱼（鱼100g）

炒油菜木耳（油菜200g，干木耳1g）

（4）手术后营养：为增强机体免疫功能，促进伤口愈合及良好预后，患者应进行饮食调理，保证手术后获得合理而充足的营养。

术后第二天可吃一些流食、半流食（或遵医嘱），例如稀米粥、嫩蛋羹、牛奶、龙须面、面片等易消化的食物，还可增加2～3餐肠内营养，既有利于营养物质的吸收，又不会增加胃肠负担。需要注意的是，刚刚开始进食时，机体的消化能力有所下降，不能急于求成，要少食多餐，每日5～6餐。等到机体的耐受能力增强，食欲增加后，应尽快恢复正常的饮食，多吃一些富含优质蛋白和高维生素的食物。

术后可参考以下食谱（可根据患者的情况灵活调整进食内容）：

【半流食食谱（加肠内营养补充食谱）】

早餐：发糕1两

蒸嫩蛋羹（鸡蛋1个）

上午9点加餐：均衡营养液100～150ml（肠内营养）

午餐：鸡丝龙须面1碗（200ml）

蒸白菜肉卷加汁（白菜100g，肉25～50g）

下午2点左右加餐：均衡营养液150～200ml（肠内营养）

晚餐：南瓜粥1碗（200ml，南瓜20g，大米40g）

鱼丸烩冬瓜（鱼肉25～50g，冬瓜100g）

晚上7点加餐：均衡营养液150～200ml（肠内营养）

【软食食谱】

早餐：豆沙包1两或鸡汤蔬菜米粉

蒸嫩蛋羹1个

牛奶200ml

热拌青菜胡萝卜（菠菜50g，胡萝卜10g，焯水后调味即可）

上午9点加餐：果蔬汁150～200ml或酸奶150ml

午餐：软米饭2两左右

清蒸鱼（鱼150g）

上汤娃娃菜（娃娃菜200g，尽量煮烂）

各类肉汤1碗（喝汤吃点肉）

下午3点加餐：水果1个（果蔬汁200ml）

晚餐：发糕2两左右

清炖排骨山药木耳玉米（排骨100g，山药20g，玉米30g，木耳1g）

蘑菇西兰花（西兰花150g，鲜蘑菇50g）

晚上7点加餐：均衡营养液150～200ml（肠内营养）

193. 什么是平衡膳食？

我们把能提供人体每天所需的主要营养元素和微量营养元素比例适当，能够维持正常生理功能，促进生长发育和健康的膳食称为"平衡膳食"。这种膳食是由谷物、豆类、肉、蛋、奶、蔬菜、水果、油脂以及各种调味品组合而成的混合食物。通过平衡膳食，人体可以获得维持健康所需的各种营养成分。我国早在西汉时期就对合理膳食有过精辟的论述，明确提出膳食要以"五谷为养，五畜为益，五菜为充，五果为助"，这一论述放到当下来看也是符合平衡膳食的基本原则的。中国营养学会于2022年制定并公布了最新版的中国居民膳食指南，以宝塔的形式展示了每天应摄入的食物种类和分量，被人们称为"中国居民平衡膳食宝塔"。中国居民膳食指南是一本指导中国人科学、合理饮食的"教科书"。在日常生活中，我们可以根据膳食宝塔合理安排饮食，做到饮食均衡，为机体创造健康的保障。

（二）放化疗患者饮食指导

194. 化疗期间如何调理饮食？

（1）化疗前和两次化疗之间阶段

患者表现：食欲基本正常，消化、吸收正常，无发热，这一阶段是患者补充营养的最佳时期——不存在化疗反应，饮食正常。良好的营养可以增强免疫力，提高化疗的抗不良反应能力。饮食安排基本以普食为主。

原则：高热量、高蛋白、高维生素；高铁（缺铁性贫血）、适量脂肪；三餐为主，适当加餐。

要求：饮食热量必须保证维持体重或增加体重，蛋白质摄入量应高于普通人，且其中一半应来源于优质蛋白（肉、禽、蛋、奶）；应多食用含铁、叶酸、维生素C含量高的食物，如动物肝脏、瘦肉、肾脏、蛋及酵母和绿叶蔬菜，香蕉、柑、橘、橙、柚、猕猴桃、鲜枣、刺梨等水果；避免食用煎炸食物。每天应保证摄入500g左右的蔬菜，200 ~ 400g的水果。

（2）化疗初始阶段

患者表现：可能出现食欲不振、胃部灼热、轻微腹痛腹泻、口腔溃疡等症状。虽然开始出现化疗的不良反应，但患者仍可以进食，少食多餐应尽可能补充营养。饮食可采用半流食（参考半流食食谱）且注意少食多餐，有助于减轻一些不良反应。

【半流食食谱】

早餐：发糕1两

蒸嫩蛋羹（鸡蛋1个）

上午9点加餐：肠内营养液150～200ml，蛋糕1块50g

午餐：鸡丝龙须面1碗（200ml）

蒸白菜肉卷加汁（白菜100g，肉25～50g）

下午3点加餐：果蔬泥100ml，肠内营养液150～200ml

晚餐：南瓜粥200ml（南瓜20g，大米40g）

鱼丸烩冬瓜（鱼肉25～50g，冬瓜100g）

晚7点加餐：肠内营养液150～200ml

（3）化疗反应最重阶段

患者表现：出现严重不良反应，恶心、呕吐加重，口腔、消化道溃疡严重，腹痛、腹泻严重，甚至出现发热。已无法正常进食，甚至出现进食抵抗。这一阶段主要在于营养的维持，仅提供少量的热量及营养，用于保护胃肠道功能，减少肠道负担。如不良反应时间超过3天，应接受肠外营养支持，饮食采取部分肠外搭配部分肠内营养，有利于度过极重反应阶段。饮食安排上采用流食，每日6～8餐，可随意饮食。

195. 化疗期间饮食建议有哪些？

（1）一天内少食多餐，而不是一天三餐。必要时吃点零食，治疗期间如果体重下降，零食可以帮助恢复体重。

（2）在任何时间吃喜欢吃的食物。

（3）每隔几小时吃点东西，不要等到饿的时候再吃。

（4）感觉非常饿的时候，可以享用一顿"大餐"，例如早起之后感到很饿，就把早餐当作一天中最重要的一餐。

（5）用餐或吃零食时尽量选择高热量、高蛋白的食物。

（6）补充高热量、高蛋白的饮品，如罐装医用食品。

（7）大部分流食要分配在两餐之间喝，而不要在用餐时喝。

（8）高蛋白质食物可选择鸡蛋沙拉、肉禽类、鱼豆类、坚果等。

（9）不要害怕尝试新的食物，有些之前不太喜欢的食物会在治疗期间变得"更好吃"。

（10）化疗期间早餐尽量选择清淡的食物，量取平时的一半，餐后1～2小时进行化疗，这样可有效减轻化疗导致的恶心等不适症状。

196. 化疗患者需要补充哪些维生素和矿物质？

化疗易造成一些维生素、矿物质的缺乏，同时用药后机体消耗也会增加。化疗会造成叶酸的缺乏，应多摄入含叶酸多的食物，如动物肝脏、蛋、绿叶蔬菜、柑橘、香蕉等；化疗还可导致神经损伤，引发腿脚疼痛、麻木、肌肉无力以及发痒等症状，应注意补充富含维生素E、B族维生素和钙、镁、锌的食物，例如亚麻籽油、橄榄油、五谷杂粮、瘦肉、海产品、坚果、酸奶、香菇等。如果化疗周期较长，则有必要补充复合维生素、矿物质和维生素D_3等。另外饮食方面需要注意食物多样化，营养均衡。

197. 化疗期间参考验方有哪些？

（1）养血粥：当归3g，黄芪5g，熟地3g，砂仁2g，枸杞子3g，紫米15g，大米15g，小米20g，花生米15g，红小豆10g，小枣25g。做法：把中药备齐煎至100ml去渣待用，把粥煮至八成熟后，汤药倒进粥里直至煮熟后食用。

（2）鸡血藤30g，黄芪15g，大枣10枚。一起煮水喝。

（3）大枣50g，花生米50g（花生衣1g），玉米须少许加少量红糖煮水喝，煮好后把玉米须弃掉喝汤吃渣（偏重升血小板）。

（4）鲜牛蒡，大的1/5份，大枣4～5枚，花生米约15g，甜杏仁约15g，胡萝卜中等大一根，几种食材一起煮水喝，能吃的食材也可以食用。

（5）如果在化疗期间出现贫血、精神疲倦、头晕、眼花、心悸气短、毛发不泽或易脱落、羸瘦萎黄等症状，可自制以上食疗药膳服用。治疗期间，合理的营养搭配配合食疗药膳，有助于缓解症状，营养状况改善也会让抗肿瘤治疗发挥最佳效果，切记"保体重就是保健康"。

198. 怎样合理安排饮食和化疗时间？

患者在化疗期间要合理安排饮食。化疗当天，饮食应清淡可口；建议在化疗前2小时进食，这样在进行化疗时食物已经基本消化完，属于相对空腹状态。化疗结束后可以晚些吃晚餐，拉开反应时间，这样可以避免或减轻恶心、呕吐等消化道症状。另外，化疗药物建议在饭后半小时后口服，这样也能减轻消化道反应。

199. 化疗期间为什么要多饮水？

化疗会造成消化道不良反应，也会造成水分摄入不足，导致机体内环境紊乱。多喝水除了能满足机体的基本需求外，还可以促进化疗药物代谢产物排出体外，减少对胃肠道、肾脏等的损伤。

化疗期间每天应喝水不少于2000ml，这样不仅能维持患者的正常生理代谢，减轻化疗的不良反应，还能保证足够的尿量。化疗24小时内，患者的尿量不应少于1500ml；输注铂类化疗药物的患者24小时内尿量应达到3000ml，促进毒素的排出。

200. 哪些食物能减轻化疗引起的便秘？

抗癌药物，特别是止吐药物可使肠蠕动变慢从而导致便秘。此时应该多食用富含维生素的新鲜蔬菜、水果，并增加富含膳食纤维的食物，如杂豆类、燕麦、红薯、芋头、海带、魔芋、苹果、香蕉、核桃、无花果、杏仁、生大枣等。

增加水分摄入也可以缓解便秘，可以选择蜂蜜水、苦荞茶、淡茶水等，每天至少要喝8～10杯水。另外，还可以多吃萝卜、蒜苗、果酱、生黄瓜等产气食物以增加肠蠕动，对抗便秘。建议每天补充益生菌，益生菌能缓解便秘并有效调节肠道微环境。

201. 化疗后腹泻的患者在饮食上应注意哪些问题？

肿瘤治疗、药物作用及饮食不合理都有可能加快肠道蠕动，从而引发腹泻。不受控制的腹泻可导致脱水、体重下降、食欲不振、身体虚弱等不利后果。因此，饮食上要避免食用会加重腹泻的高纤维食品，如坚果、瓜子、全谷物、豆类（大豆和豌豆）、干果、生的水果和蔬菜。也要避免食用高脂肪食品，如油炸食品或油腻的食物，这类食物也会加重腹泻。另外，应选择粗纤维含量少的蔬菜，如冬瓜、去皮西红柿、去皮茄子、去皮西葫芦、胡萝卜、土豆、去皮熟大枣等并辅以焦米汤、蛋黄米汤等食物。建议喝一些果子水、菜水以保持电解质平衡，喝水时要注意小口、多频次喝，全日饮水要适量。可以吃些健脾食品如花生米、白扁豆等。腹泻严重的患者需要暂时禁食，可借助肠外营养补充营养。恢复饮食后，食物应以细、软、烂、少渣、易消化为宜，建议服用一些益生菌。

202. 出现腹泻为什么需要补充含钾的食品？

腹泻除了会丢失水分，还会丢失钾、钠等电解质，因此如果患者频繁腹泻，为了防止电解质紊乱，稳定机体内环境，除了需要补充富含电解质的水分外，还需要补充含钾高的食物和果蔬汁，如香蕉、桂圆、牛油果、甜菜叶、白薯叶、苋菜、菠菜、芥菜等。可将蔬菜水果煮熟后用捣碎机制成蔬果汁，可以有效补充丢失的电解质。

203. 怎样缓解化疗引起的食欲下降？

化疗药物可以引起食欲下降、恶心等胃肠道反应，此时应少食多餐，采用高热量、高蛋白饮食。另外，可以经常变换烹调方式与食物形态，注意食物色、香、味的搭配，通过尝试各种温和调味料来增加食欲；用餐前可以适当活动或食用少许开胃、助消化的食物，比如山楂、鸭肫、麦芽、萝卜、山药、刀豆、酸奶等。此外，还可以选择一些酸甜味的食物达到开胃的效果，可以鼓励患者多进食富含维生素A、维生素C的蔬菜和水果，如胡萝卜、芦笋、苹果、猕猴桃，来提升患者的食欲。如果症状仍然没有明显改善，应告知主管医生，必要时口服促进食欲及胃动力的药物，或补充适量的维生素、矿物质。如果胃肠道反应较重，进食明显较少已超过3天，应通过肠外营养补充，以缓解胃肠道反应的危机现象。化疗中出现恶心、呕吐等症状时可口含话梅、生姜片，对于止呕有一定帮助。反应较重时可进食清淡易消化的食物，如焦米粥、发面食物等，还可以配上少许咸菜或者腐乳来缓解食欲不振，该方法因人而异，可以适当尝试。

204. 化疗后味觉异常怎么办？

化疗及其他药物或口腔放疗会导致味觉改变，部分患者会完全丧失味觉。另外一些患者会有味觉上的改变，如甜味和咸味会被放大。临床验证显示，服用谷氨酰胺、锌、维生素D补充剂可以有效改善化疗期间的味觉改变。患者一般对盐的敏感度较高，最好在就餐时额外准备一小碟盐，食物蘸着盐吃既能满足口味上的需求，还能更好地掌控盐的摄入量。此外，增添酸味（如柠檬汁）和甜味能改善口中的苦味和金属味（口腔内有金属味的患者应尽量避免使用金属餐具）。另外，还可以在餐前用小苏打水和盐制成的漱口水清洁口腔，柠檬糖、薄荷糖或咀嚼口香糖也是不错的选择。

205. 某些化疗药物会引起尿酸升高，应该如何调理饮食？

化疗药物会破坏大量的白细胞，致使核蛋白转化率增加，导致血液中的尿酸增加，引起高尿酸血症。化疗过程中应注意观察患者尿量和尿色的变化，鼓励患者多饮水，保证每日有充足的液体摄入。患者每日尿量应超过2500ml，以促进尿酸的排泄。除遵医嘱接受药物治疗外，还应在减少尿酸盐结晶沉淀的基础上给予患者低嘌呤饮食，以少肉多蛋、宜碱忌酸、宜清淡忌味重为原则，让患者多吃蔬菜、水果和谷类。痛风发作期间的蛋白质摄入应以牛奶和鸡蛋为主。

患者可以食用海蜇、海藻、海参、大米、小米、面粉、麦片、藕粉、核桃、杏仁、花生、百合、莲子等嘌呤含量少的食物；忌食动物肝脏、海鲜、贝类等富含嘌呤的食物；少喝煲制的荤汤，以减少尿酸的形成。

206. 放疗期间如何调理饮食？

放疗会产生热毒，因此，羊肉、辛辣食物等偏热性的食物最好不吃，重口味的调味品也要少用。可以多吃梨、西瓜、绿豆、豆腐脑、银耳、百合、藕、鸭肉、鸭蛋、甲鱼、鱼腥草、马齿苋等清热解毒的食物以减轻症状。放疗期间会出现胃肠道反应，还会出现食欲不振、味觉迟钝等症状，饮食应选择营养丰富、清火的食物，如梨、绿豆、银耳等；如果患者出现恶心、呕吐等症状，可在食物中添加姜汁或者喝些陈皮茶；食欲不振时，在保证食物清淡易消化的基础上，加工时可以尽量满足患者的口味需求，并注意少食多餐；还可选用健脾和胃、助消化的食物，如淮山药、薏米、茯苓、山楂，必要时可加有健脾作用的中药党参及帮助消化的多酶片等；如果出现黏膜损伤、吞咽困难的症状，应选用易消化易咀嚼的食物，如各种菜肉粥、龙须面、馄饨、菜泥、汤类等；如果出现放射性皮炎、黏膜炎等皮肤损伤，除了要加强皮肤护理，膳食中也要注意补充富含维生素A的食物，如动物肝脏、蛋、奶制品及红绿色的果蔬。另外，需要摄入富含维生素C的新鲜蔬菜水果。

胸部放疗会导致放射性肺炎，饮食应保证高蛋白、高维生素，并补充一些益气养血的食物，如山药、大枣、银耳、百合、梨、枸杞子、阿胶、鸽子等。

针对放射治疗患者出现的咽干、咽痛、口腔糜烂、吞咽困难、大便燥结等症状，可通过食用清咽润燥粥，减轻自主症状。食疗方可参考：生地3g，元参3g，麦冬3g，陈皮2g，银耳3g，山药5g，大米25g，小米25g；将生地、元参、麦冬、陈皮煎成100ml汤药，过笋弃渣备用；水烧开后放入小米、大米、银耳、山药和煎制的汤药一起煮，煮熟后即可食用。

207. 放疗患者饮食需要注意什么？

治疗期间如果出现咽干、干咳等不适症状可选用一些甘凉、滋阴的食物，如藕、绿豆、黄瓜、苦瓜、杏仁、梨、银耳、百合、莲子、黑芝麻、苹果、梨子、白萝卜、菜花、大白菜、小米、赤小豆、大豆、牛奶、鸭肉、甲鱼等。放疗期间应少吃羊肉等燥热食物，应多补充水分，可以饮用菊花茶、银耳汤、银耳梨水、银耳绿豆粥等。

208. 放化疗后恶心、呕吐怎么办？

（1）食用酸味、咸味较强的食物可减轻恶心呕吐等症状，还可饮用清淡、温冷的饮料，如陈皮茶、麦芽茶、白萝卜水、鲜藕荸荠汁、鲜榨果汁等。

（2）避免吃太甜或太油腻的食物。呕吐严重时，应避免在2小时内进食。

（3）起床后及运动前吃较干的食物可抑制恶心，如饼干或吐司面包，活动后勿立即进食。

（4）用餐时注意干、稀分食，先食用固态食物，间隔一段时间再饮用汤汁或饮料。

（5）冷、热分食，避免同时摄食冷、热的食物，否则易刺激肠胃，引发恶心。

（6）少量多餐，避免空腹，空腹会加重恶心的感觉。

（7）接受治疗前2个小时内应避免进食，以防止呕吐。适合恶心、呕吐患者吃的食物：烤馒头、烤面包片、花卷、包子、松糕、姜片粥、西红柿疙瘩汤、蒸山药、土豆泥、海参、清蒸鱼、豆腐丝、萝卜炖排骨、山楂糕、荸荠、柠檬、柑橘、米醋、酸奶、麦芽等。吃一些健脾消食的食物，如山楂、萝卜、酸奶、麦芽、莱菔子等改善症状。

209. 放化疗期间感到疲劳如何调理饮食？

很多原因可能导致疲劳，包括肿瘤治疗、食物摄取不足、缺乏睡眠、情绪因素、白细胞计数低下以及服用某些药物等。如果属于医源性疲劳，医生可以对症治疗，改善患者的自我感觉。另外，治疗期间还可以采取营养补充措施来解决疲劳问题。

患者可多食用对神经细胞和精神状态有良好影响的食物，如富含优质蛋白的肉、蛋、奶、鱼等。如果富含优质蛋白的食物摄入较少或饮食受限，可补充一些乳清蛋白质粉。另外，新鲜的蔬菜和水果也要满足一定的摄入量，可做成蔬果汁补充，这样患者的耐受性会更好。此外，还可通过食疗改善症状，可以食用山药、百合、大枣、桂圆、莲子、茯苓、枸杞子、芡实、鸽子蛋等食物。

210. 放化疗后白细胞和血小板低如何调理饮食？

白细胞和血小板减少是放化疗造成的骨髓抑制所引起的副作用，白细胞低的患者在饮食方面除了要注重充足的营养，还要补充高蛋白食物，因为蛋白质是合成白细胞、血小板等物质的基础，也是维持良好免疫力不可或缺的基础。含有优质蛋白的食物包括鸡蛋、牛奶、酸奶、瘦肉、动物肝脏、鱼、海产品、大豆及其制品、乳清蛋白质粉等。另外，患者还要保证新鲜水果和蔬菜的摄入，这些食物含有丰富的抗氧化物质，具有抗炎、抗氧化、提高机体免疫力的作用。

患者可以交替着吃牛尾菌菇汤、脊骨蔬菜菌菇汤、猪蹄黄豆花生汤、鲫鱼豆腐汤等（一定要将汤里的食材吃掉），以提高血细胞水平。

211. 怎样缓解治疗期间的口干症状？

患者可咀嚼口香糖以刺激唾液分泌，减轻口干的症状，还可饮用淡茶、山楂香蕉饮、柠檬汁或高热量饮料等；进食时应注意小口细嚼，选择常温、柔软、湿润的食物，避免调味太甜、太咸、太浓的食物；避免食用容易粘住上腭的食物，如花生酱或软面包。食物应制成较滑润的形态，如果冻、肉泥冻、菜粥等；可以在食物中加入黄油、肉汤、酸奶、牛奶或水使其口感湿润；也可将较干质地的食物蘸上液体或浸入液体后食用；亦可搭配肉汁、肉汤或饮料一起进食，有助于吞咽；多食用多汁的水果，如梨、马蹄、藕、桃、苹果、瓜类等。

饮食中可增加一些滋阴生津的食物，如藕汁、梨汁、橙汁、橄榄、无花果、罗汉果、酸梅汤等；也可以自制一些水果汁，比如清胃火的荸荠汁，清肺火的梨汁，清肠火的香蕉汁，清心火的苹果汁等，可根据患者自身喜好选择；应注意限制过咸和辛辣的食物。

要注意的是，患者可以常漱口但不可滥用漱口药水；注意保持口腔湿润，防止口腔感染的同时，亦可保护牙齿。另外，应避免用口呼吸。

212. 如何减轻口腔溃疡的症状？

患者的饮食应以清淡、易消化的食物为主，可用少渣半流质或质软食物，避免食用过热、酸性较强、粗糙生硬和刺激性的食物，如西红柿、泡菜、橘子、油炸食品等，以减轻溃疡带来的不适感。必要时可利用吸管吸吮液体食物，避免接触口腔溃疡处。建议在清洁口腔时使用淡盐水，或用小苏打水和盐配制成的漱口水漱口，避免使用含酒精的漱口水。另外，口服维生素B_2，吃高蛋白质、高热量的食物，也有助于加速愈合过程。

213. 蛋白质的重要性有哪些？

（1）蛋白质是最重要的营养物质之一，没有蛋白质就没有生命。

（2）蛋白质是组成人体所有组织、细胞的主要成分——人体内的血液、肌肉、内脏、骨髓甚至指甲和头发，没有一处不含蛋白质。

（3）蛋白质参与人体内环境的各项生命活动——肌肉收缩、血液循环、呼吸、消化、感觉、思维活动等。

（4）对于肿瘤患者来说，蛋白质更重要的作用是合成抗体（抗体主要由某种蛋白质构成），使人体具有抵御疾病、抵抗外界病原侵袭的免疫力。

214. 治疗期间白蛋白降低应该如何纠正？

患者白蛋白降低提示有营养不良的风险，对于术后患者来说，白蛋白降低会导致手术切口的愈合延迟，增加感染概率；对于放化疗患者来说，白蛋白降低可能导致治疗中断。因此，应当及时进行营养干预，纠正低白蛋白血症。应在患者的饮食中补充高蛋白食物，如鱼、肉、蛋、奶以及大豆制品等富含优质蛋白的食物。此外，最好使用蛋白营养补充剂——蛋白粉，蛋白粉能帮助患者更高效地补充蛋白质，纠正低蛋白血症。

215. 贫血有哪些饮食建议？

患者应选择富含优质蛋白的食物，如猪肉、牛肉及各种肝类等含铁丰富、吸收率高的肉类；另外，也要多吃蔬菜水果，因为蔬菜水果富含维生素C，可以帮助植物铁的吸收。含维生素C较高的水果有猕猴桃、柠檬、柑橘、鲜枣、刺梨、山楂等；餐后半小时至1小时内进食水果有利于铁的吸收利用；如果出现贫血严重的状况，应遵医嘱补充铁剂。

另外，人体缺乏维生素B₁₂和叶酸时也会导致巨幼细胞贫血，维生素B₁₂主要存在于动物肝脏、肾脏和肉类中，其次为鱼类、贝类（蛤）、蟹类、蛋和奶类。叶酸主要存在于动物肝脏、肾脏、酵母和绿叶蔬菜中。放化疗期间应多补充这些食物以改善贫血。

216. 蔬菜汁的制作方法有哪些？

饮食受限，蔬菜摄入量不足的患者，可以按下面的方法制作蔬菜汁作为补充。

【蔬菜坚果汁】

食材准备：胡萝卜75g，芹菜50g，其他蔬菜任选50g，加入坚果15g或橄榄油5g（有便秘症状的患者建议加核桃或杏仁），250～300ml水。

制作方法：锅中放水烧开后，先煮胡萝卜，煮至八成熟后放入其他蔬菜和橄榄油，再次开锅后关火，待温度降至温热后将蔬菜捞出，倒入250ml煮蔬菜水，制成蔬菜汁直接饮用即可。

（三）康复期患者饮食指导

217. 出院患者饮食建议及营养监测有哪些？

（1）合理营养，均衡饮食，每日膳食应包括：五谷杂粮（杂豆、薯类、山药等；胃肠功能弱的患者，应减少粗杂粮的摄入）、肉类（鸡、鸭、鱼、猪、牛、羊肉等）、鸡蛋、牛奶、蔬菜、水果等。

（2）每天应保证不少于6份的优质蛋白摄入，包括：1～2个鸡蛋，1袋牛奶或无糖酸奶，2～3两肉类，2两豆腐，饮食不足的部分用蛋白质粉补充。

（3）每天至少吃6两蔬菜（一半是深色蔬菜），水果4两（应季水果），烹调油可选择亚麻籽油、橄榄油等，和其他油脂交替食用。

（4）出院后要关注体重变化，每周固定时间（清晨排空二便后测量，每次测量尽量穿着相似的衣服）称重2～3次，争取保持体重不下降或稳中有增长。食物选择要多样化，饮食不足的部分，可考虑口服营养补充剂（肠内营养），尽量选择整蛋白型营养素；耐受性差的患者可选择短肽类营养素，每日补充2～3次效果更好。

（5）出院后如出现食欲不振、体重下降、腹泻、贫血、乏力等症状和体征，应及时回医院就诊营养门诊，接受专业的营养指导。

（6）自我感觉良好的状态下应适量运动，可以增加肠道蠕动、促进食欲、改善睡眠；最好每天都能去户外运动，享受阳光，愉悦心情、强健骨骼。

218. 康复期如何进行食疗？

患者经过一段时间的治疗后，身体损耗很大。进入康复期后，身体各方面功能逐渐恢复，食欲有所增加，可根据自身体质选择一些药膳来调理身体。这时也是进行食疗的好时机，有利于机体康复。

食疗的处方很多，现介绍几种比较简单易行的食疗方。①猪肚莲子：把莲子放进猪肚中煮，有健脾益肾、补气的功效。②黄芪甲鱼汤：有补气、滋阴养血的功效。③红枣山药银耳冰糖饮：有滋阴养血、益肺补气的作用。④山药薏仁柿饼粥：山药双补气阴，扶助正气，薏仁利湿祛邪，柿饼润肺。⑤枸杞子乌鸡汤：滋补肾阳，益气血。⑥枸杞子银耳冰糖羹：滋补肾阳，滋阴润肺，益胃生津。⑦清炒血豆腐：有补气益血、解毒等功效。以上都可作为平时的饮食，或结合自身的实际情况选用，以改善营养状况，提高生活质量。

219. 水果和蔬菜能否相互替代？

不能。蔬菜特别是深色蔬菜所含的维生素、矿物质、膳食纤维等营养物质均高于水果，水果中的碳水化合物、有机酸和芳香物质则比蔬菜多。古代养生理论提出"五菜为充，五果为助"，可见祖辈们早就知道蔬菜和水果的营养价值，它们是不能互相替代的。

220. 抗炎食物的作用有哪些？

炎症是癌症的催化剂，抗炎食物可以增强机体免疫力，抑制炎症反应，起到更好的抗炎作用。抗炎食物富含单不饱和脂肪酸、亚麻酸、DHA、EPA，不仅有利于降低血液中的低密度脂蛋白水平，还能增强机体的氧化应激能力。降低炎症的发生。能帮助抗炎的食物包括牛油果、深海鱼、三文鱼、姜黄、黑巧克力、生坚果、蔬菜、低糖水果、绿茶、椰子油、香辛料（薄荷、孜然、肉桂、茴香）、有机特级初榨橄榄油/有机草饲黄油等。

221. 肿瘤患者如何提高机体免疫力？

人体的获得性免疫大都取决于饮食、睡眠、运动、压力等环境因素，饮食尤其具有决定性作用。因为很多营养素都能协助刺激免疫系统，调节免疫功能。各种免疫器官要想成熟，不能没有原料，想要拥有良好的免疫功能，首先要保证各种营养物质的均衡摄入，把免疫系统搭建起来。蛋白质、脂肪是构成免疫细胞、组织所需的重要营养物质。营养不良会导致免疫失调，利用药物改善免疫力并不是最佳选择。想要维持正常的免疫力，合理营养永远排在第一位，即保证营养摄入充足、食物多样化以及均衡饮食。

如何搭配才是均衡合理的饮食呢？给大家以下几点建议：

（1）谷类食物是能量的主要来源（优质的碳水化物包括五谷杂粮、薯类、山药等）。

（2）补充优质蛋白（蛋、奶、鱼、肉、大豆类）。

（3）多吃蔬菜水果（新鲜水果和蔬菜富含丰富的维生素、矿物质以及适量的膳食纤维，每天至少要吃500g左右的蔬菜，200g左右的水果）。

（4）选择合适的烹调用油（每天应摄入25ml左右的油脂，适量的油脂可以维持细胞膜的完整性，有利于脂溶性维生素的吸收。亚麻籽油、橄榄油、花生油、茶籽油等可搭配食用）。

（5）水分摄入要充足（调节机体内外环境）。

这里要强调的是，优质蛋白是维持正常免疫力的重要原料。鸡、鸭、鱼、肉、蛋、奶、大豆制品都是优质蛋白的来源。每天1个鸡蛋＋250ml牛奶＋2～3两肉＋2两豆腐或1两豆制品，就能满足60g左右的优质蛋白摄入，对于体重60kg左右的患者来说，基本达到了其一日所需量。如果食物摄入有限或不足，可以用蛋白质粉补充。

除了饮食，患者还应注意放松心情，自我调适，良好心态是战胜疾病的统帅。拥有积极的心态对于预防和治疗疾病来说都大有裨益。反之，恐慌、焦虑等不良情绪会削弱我们的免疫力。

此外，就是要安排适当的运动，有规律的锻炼能强身健体，改善免疫系统功能；再有就是睡眠，良好的睡眠对于消除疲劳、恢复体力、维持正常免疫力来说都是不可或缺的。

【合理饮食的自测公式】

饮食摄入是否合理，体重是最直观、简单的观察指标（水钠潴留除外）。

我们可以参考体重指数（BMI）：

体重指数（BMI）＝体重（千克）÷身高的平方（米²）

举例：BMI（20.7）＝60（千克）÷1.72×1.72（米²）

理想的BMI值在18.5～23.9，这一计算公式对于一般人来说都是适用的（运动员体质除外）。

（四）饮食误区

222. 牛奶会促进肿瘤生长吗？

不会。没有科学证据显示牛奶会促进肿瘤的生长，相反，牛奶营养丰富，含有多种增强人体抗病能力的免疫球蛋白（抗体），具有防癌作用。此外，牛奶中所含的维生素A、维生素B_2、钙等对胃癌和结肠癌有一定的预防作用；进行乳腺癌内分泌治疗的患者，应该注重补充钙和维生素D_3，牛奶是人体最佳的钙质来源，应保证每天摄入250ml的牛奶或酸奶。

223. 牛、羊、鸡肉和鸡蛋是发物吗？

"发物"只是民间的说法，并没有得到现代科学的认可。关于"发物"并没有确切的定义。有些"发物"与过敏性疾病有关，有的则是与疮疡肿毒有关。肿瘤既非过敏性疾病，也非传统意义上的疮疡肿毒，与"发物"这个概念没有关联。民间所谓的"发物"多富含高蛋白和维生素，对肿瘤患者来说有利而无一弊。富含蛋白质和维生素的食物不仅能满足机体的营养所需，还能提高机体的免疫力和抗病能力。选择新鲜的、符合卫生安全标准的食材适量食用，对患者来说就是有益的。

"发物""只能吃碱性食物"等说法都缺乏科学依据，不能偏听偏信，要因病施膳。

224. 营养支持（加强营养）会促进肿瘤生长吗？

有人认为"肿瘤患者增加营养会让肿瘤细胞生长加快，增加复发、转移的概率"，应该少吃来"饿死肿瘤"。事实是，没有科学证据表明营养支持会促进肿瘤生长，营养支持也不是治疗肿瘤本身，而是改善患者的营养状况，提高患者的免疫力。不仅不会促进肿瘤组织的生长，反而可以抑制恶性肿瘤，使患者有效配合和承受各种治疗措施，保证治疗效果，有助于延长患者的生存期。

225. 冬虫夏草、灵芝孢子粉能吃吗？

冬虫夏草和灵芝孢子粉属于中药保健品，在我国有着悠久的使用历史，广泛应用于多种疾病的治疗。冬虫夏草具有补肾益肺的功效，可以提高机体免疫力、改善睡眠、缓解疲劳、促进新陈代谢等。此外，冬虫夏草还具有抗炎、抗氧化的作用；灵芝孢子粉具有补益肺虚、益气安神、补心养血的功效，含有多种抗氧化物质，可以帮助患者提高免疫力，抑制肿瘤细胞生长。

需要注意的是，虽然目前认为采用祛邪扶正、扶正固本的中药治疗与放化疗相配合，能起到一定程度的增效作用，减轻不良反应。但从根本上说，不同的中药有着不同的副作用，如果患者肝肾功能负担过重，反倒会引起不良反应，如头晕、恶心、腹泻等。因此，患者应在正规医院医生的指导下酌情使用这类中药。

226. 肿瘤患者有没有必要每天吃海参？

海参是珍贵的食品，也是名贵的药材。有滋阴血，润内燥之功效。现代研究表明，海参具有提高记忆力、防止动脉硬化和糖尿病、抗氧化作用，但不建议将其视为优质蛋白进行补充。患者可根据经济条件和体质选择食用，建议每周食用3～4次。

227. 肿瘤患者应该多喝汤，喝汤最有营养，有道理吗？

很多人认为营养在汤里，要给患者喝，所以医生们经常看到"患者喝汤，家属吃渣"的奇怪情景。事实上，科学研究数据显示，汤中的营养只有原材料的5%～10%，含有少量的非蛋白氮、嘌呤、游离氨基酸，少量的钾、钠、钙、镁等离子，营养密度比较低。而主要的维生素、无机盐及大部分的营养（特别是蛋白质）都留在"渣"里了。因此，建议患者尽量汤和渣一起吃，如果消化能力很差，或因病情限制不能吃渣（肉），那就只好喝汤了。

228. 酸性体质、碱性体质与肿瘤有关系吗？

食物化学研究将食物分为了酸性和碱性，但这不代表它们会在体内形成酸性或碱性物质。食物在人体内经消化、吸收、代谢后形成的"酸碱性"非常复杂，机体经酸碱平衡调节后会维持正常的酸碱度，正常情况下不会出现所谓的"酸性体质"或"碱性体质"。流行病学研究证明，常吃蔬菜、水果及粗粮等对人体很有利。但要注意的是，肿瘤治疗期间应注意饮食均衡，不能片面地追求水果和蔬菜的摄入量，更要保证足够的蛋白质摄入。

229. 患者在什么情况下需要补充医用食品？

属于下列情形的患者需要补充医用食品（添加肠内营养）：

（1）手术前需要营养支持的患者。

（2）手术后刚刚恢复经口饮食，或以流质和半流质饮食为主的患者。

（3）放化疗期间食欲下降，饮食减少，需要加餐的患者。

（4）不能经口饮食，需要借助鼻饲管或空肠造瘘的患者。

（5）普通饮食不能满足机体营养需要的患者。

（6）存在营养不良风险的患者。

（7）康复期需要加强营养的患者。

医用食品是为了满足进食受限、消化吸收障碍、代谢紊乱或特定疾病状态人群对营养素或膳食的特殊需要，专门加工配制而成的配方食品。

医用食品可提供全面均衡的营养，存在营养不良或营养风险的患者均可获益，包括缩短住院时间、减少并发症，降低住院费用等。

口服这类医用食品时应循序渐进，遵循由稀到浓、由少到多、小口啜饮的原则，最好在医生和营养师的指导下服用。

五、用 药 篇

230. 肿瘤患者平时口服多种药物，术前如何调整？

肿瘤患者老年人较多，常同时患有多种慢性疾病，平时需服药治疗。如术前长期服用抗凝药，应在术前至少停药1周，避免术中、术后渗血；术后若无出血风险，则一般术后两天可恢复用药；高血压患者为避免术中血压波动，可在手术当天早晨用一小口水服药，这样有利于维持术中、术后的血压平稳，减少心血管并发症；术前口服降糖药的糖尿病患者，术后通常使用皮下或静脉注射短效胰岛素控制血糖。

231. 用什么水服药最好？

我们都知道，服药通常不能用酒、果汁或茶水，因为他们当中含有的成分可能与药物发生反应，降低药效甚至引起严重的过敏反应，危害身体健康。牛奶中含有较多的蛋白质和钙离子。钙离子可与四环素族、异烟肼生成络合物，不易被胃肠道吸收，减弱抗菌作用。钙离子与磷酸盐类、硫酸盐类制剂成溶解度较小的磷酸钙和硫酸钙沉淀，疗效降低。果汁中往往添加蔗糖、蜂蜜等甜味剂。糖能减慢胃内容物的排泄速度，延缓药物的吸收，减弱疗效。酒精会影响药物的作用。大多数药物进入人体后，需经肝脏代谢，而酒精的存在会干扰这一过程，酒精还会使其代谢产物无法正常排泄，从而造成肝、肾功能的损伤。许多药物可抑制肝脏中的解酒物质发挥作用，使酒精在体内的代谢中间产物乙醛在体内蓄积，引起毒性反应。另外，用温度较高的热水服药，容易导致部分药品遇热后发生物理或化学反应，进而影响疗效。因此，一般用温开水服用最好。

232. 胶囊为什么不建议掰开服用？

胶囊包装的药物，一般都对食管和胃黏膜有刺激性，或口感不好、易于挥发、在口腔中易被唾液分解或易吸入气管。另外，有些药物需要在肠内溶解吸收，胶囊可以保护药物不被胃酸破坏。这些药用胶囊装，既保护了药物不被破坏，也保护了消化器官和呼吸道免受刺激。去掉胶囊壳可能会造成药物流失、药物浪费、药效降低。一般情况下，胶囊剂应整粒吞服，不建议掰开服用，难以吞咽的患者，不能整粒吞服，可以根据药品情况决定能否掰开胶囊，具体以说明书为准或咨询药师。

233. 漏服药物怎么补救？

漏服药物时，千万不可在下次服药时加大剂量服用，以免引起血浆中吸收的药物浓度突然升高而导致药物中毒。是否需要补服漏吃的药物，需要根据具体情况而定。一般来说，一天服1次的药物，当天记起应马上补服。至于一天服2～3次的药物，漏服药物如果是在2次用药时间间隔的一半以内，可以按量补服，下次服药再按原时间间隔；如果漏服药物时间超过用药时间间隔的一半以上，一般不需要再补服，下次按原间隔时间用药。例如，有种药物，需要一天服用2次，早上7点一次，晚上7点一次，间隔12个小时。患者早上7点服用了一次，晚上7点忘记服用了。如果凌晨1点前想起来漏服的话，可以补服一次，如果是凌晨1点以后想起来的话，就不需要补服了。不然会离下一次用药时间间隔太近，造成短时间内给药剂量过大。特殊药物需遵医嘱或药品说明书。

234. 什么是处方药和非处方药？

所谓处方药是指需经过医生处方才能从药房或药店得到并要在医生监控或指导下使用的药物。处方药一般包括刚上市的新药、可产生依赖性的某些药物、药物本身毒性较大的药物等。使用药物需医生处方，并在医生指导下使用。非处方药是指那些不需要持有医生处方就可直接从药房或药店购买的药物。这些药物大都属于如下情况：感冒、发热、咳嗽；消化系统疾病；头痛；

关节疾病；鼻炎等过敏症；营养补充剂，如维生素、某些中药补剂等。

235. 出现哪些问题需要停药？

当服药过程中，出现严重的过敏反应、严重的副作用、肾损害、肝损害及其他脏器损害时，需要停止服药，此时需要及时向医生咨询并调整治疗方案。

236. 为什么一定要按医嘱服用药物？

因为药物的作用机制不相同，不良反应各有区别，药物之间又相互作用。药物在小肠吸收后，通过血流到达全身，血浆中吸收药物浓度达到一定程度才开始起效。药物要起作用必须保持血浆中药物浓度高于一定水平，所以要在浓度降低到最小有效浓度之前再次服药。按医嘱规定服药，会使血浆中吸收药物浓度长期保持在适当的范围内，才能最大地发挥药物效果。如果因为忘记某次服药，而在下次服药时把两次的量加一起服用，则会导致药物浓度过高，而出现副作用，所以一定要按医嘱服用药物。

237. 如何阅读药品说明书？

药品说明书是由国家食品药品监督管理局审核批准的，用于指导医药护专业人员和患者治疗用药的科学依据，也是保障公众用药安全的重要依据，具有法律效力。药品说明书包括：警示语、药品名称、成分、性状、适应证或功能主治、规格、用法用量、不良反应、禁忌证、注意事项、孕妇及哺乳期妇女用药、儿童用药、老年用药、药物相互作用、药理毒理、药物代谢动力学、贮藏方法、包装、有效期、批准文号、生产企业等。用药之前要正确阅读药品说明书的内容：

（1）了解药品的名称，正规的药品说明书一般都有药品的通用名、商品名、英文名和化学名。认准通用名，以避免重复用药。

（2）关注药品成分，有些药品单一成分，有些为复合成分。若因为疾病因素需同时服用两种或两种以上的药物时，需仔细阅读药品成分是否有重复，若有重复成分需咨询药师或医生。还应注意药品中成分是否有患者过敏物质，避免过敏。

（3）若自行去药店购买药物时，需注意患者症状跟说明书适应证是否一致，对症服用药物才能让病情得到有效治疗。

（4）了解药品的用法用量，比如是口服、外用还是注射，口服是饭前、饭后还是睡前服用，一天要吃几次，吃多少剂量等都要仔细看清楚。避免过量或减量服药，过量服药可能加重毒副作用，减少药量可能达不到有效药物浓度，治疗效果下降。

（5）注意药品的贮藏条件，根据药物的性质不一样，贮藏的要求也有很大差异，要严格按照药品说明书的贮藏要求进行储存，以保证药品的药效。

（6）仔细阅读药品适应证，特别注意禁用、忌用和慎用。"禁用"是绝对禁止使用；"忌用"是不适宜使用或应该避免使用；"慎用"是可以使用，但必须慎重考虑，权衡利弊，要在医生指导下使用。

（7）在阅读说明书的时候，对不良反应、药物相互作用、注意事项、特殊人群用药等内容也要多看一下。如有不明白的地方，向药师或医师咨询。

238. 肿瘤患者居家服用口服抗肿瘤药物，注意事项有哪些？

随着肿瘤疾病的慢病化管理，越来越多的肿瘤患者居家口服抗肿瘤药物，包括口服化疗药和口服靶向药物。与其他药物不同，抗肿瘤药物通常具有细胞毒性，它们通过影响细胞的生长和增殖来发挥作用，但这种毒性作用不仅针对恶性肿瘤细胞，对健康细胞也会产生影响。因此，患者在居家用药期间应格外注意。

首先，要按照说明书的储存要求正确保存药物，避免受到极端温湿度的影响，最好保存在原包装内，使用专用药盒保存。

其次，建议将药物放在儿童接触不到的地方，并远离食物和饮用水。对于受潮、损坏、过期、未使用的药物，不要丢入垃圾桶或厕所，建议送回药房或医院处理。

最后，尽量减少接触药物的人数，其他家庭成员在接触药物时建议戴一次性手套，并在戴上手套前和摘下手套后都要洗手，如果不戴手套，建议将药物从包装直接倒入一次性药杯中让患者服用，避免直接接触药物。肿瘤患者在接受化疗或长期口服抗肿瘤药物期间，进入体内的抗肿瘤药物在发挥抗肿瘤作用后，会有一定比例的药物以原型或活性代谢产物的形式从患者体内排出，排出途径也有多种，如粪便、尿液、汗液等，建议患者及同住人员采取一定措施以避免抗肿瘤药物的暴露和污染，可以将患者的衣物和床单等与其他家人的物品分开清洗。另外，患者如厕后，冲水时可以盖上马桶盖，并进行两次冲水。患者排泄物可能被细胞毒药物污染的时间与药物的种类有关，大多数细胞毒药物可在7天内排出体外，但也应注意识别排泄时间延长的药物。

239. 肺癌口服靶向药物有哪些？

从2005年首个肺癌口服靶向药吉非替尼在我国上市以来，十几年内口服靶向药物的种类越来越多，我们在面对众多选择的时候也往往会陷入困境。目前我国上市针对非小细胞肺癌治疗药物主要包括：*EGFR* 敏感突变阳性（吉非替尼、厄洛替尼、埃克替尼、阿法替尼、达可替尼、奥希替尼、阿美替尼等）、*ALK* 重排阳性（克唑替尼、塞瑞替尼、阿来替尼、劳拉替尼等）、*ROS1* 重排阳性（克唑替尼、塞瑞替尼等）。

这些驱动基因，如 *EGFR*、*KRAS*、*ALK*、*ROS1* 等都是互斥的，几乎不会同时出现在同一人身上，因此使用靶向药一定要"对症下药"。通过癌细胞的突变类型和基因检测找到合适的驱动基因，再进行相应的靶向药物选择。以确保口服靶向药物的治疗效果，使自身从口服靶向治疗中获益。

240. 肺癌口服靶向药物常见不良反应有哪些？

虽然口服靶向药物不良反应较低，但"是药三分毒"，靶向药物也会有一些不良反应，甚至有些严重的不良反应会影响药物的继续使用和日常生活。治疗肺癌的口服靶向药物常见不良反应有皮疹、腹泻、腹痛、口腔黏膜炎、肝损伤、甲沟炎、高血压、间质性肺炎等。

在初次服用口服靶向药物治疗时，应了解可能会发生的不良反应和不良反应的表现，知道轻度不良反应的居家处理方法。服用口服靶向药物治疗期间，应密切关注自身身体情况的变化，定期复查，如果出现较严重的不良反应，及时就医咨询。

241. 吞咽困难的患者，如何使用口服靶向抗肿瘤药物？

口服靶向抗肿瘤药物多为胶囊剂或片剂。在其生产制造过程中，有特殊的赋形工艺或微囊结构，冒然压碎或咀嚼服用可能会破坏靶向药的内部结构，影响药物的疗效。大多数靶向药均推荐整片随水吞服，不可咀嚼或压碎。

有些吞咽困难患者不能吞服药物时，可按照说明书用法用量条目中的相关描述，使用合适的液体（如水、苹果汁等）将药片、胶囊或胶囊内容物溶解后喝下，再使用适量的液体冲洗并喝下，以确保药物剂量准确并防止药物对生活环境的污染。说明书中没有明确描述可溶解的药物，建议咨询专业人员，确认是否可以溶解；说明书中明确说明仅可吞服或不能溶解的药物，应禁止溶解。如确有需要在保证自己充分知情同意的前提下，与专业人员共同讨论，以达成具体解决方案。

242. 口服抗肿瘤靶向药宜饭前服用还是饭后服用？

不同的药物服用方法不同，因为每种药物的理化性质不同，因而食物对药物吸收的影响也不一样，如塞瑞替尼，说明书建议每次450mg，而且应该和食物一起服用。有研究发现，与食物一起服用仅需450mg，人体能吸收的药物量就与空腹服用750mg时一样多，而且胃肠道毒性还小，可见食物对塞瑞替尼的影响很大。另一个受食物影响较大的是厄洛替尼，厄洛替尼的说明书建议饭前1小时或饭后2小时服用，也就是要避开食物。因研究发现，如果厄洛替尼和食物一起服用，会因增加药物吸收让药物的毒性也变得更大，因此推荐空腹服用。此外，还有一个药物阿法替尼，服用时也要避开食物，但其主要原因是食物阻碍了阿法替尼的吸收。而其他药物如吉非替尼、达可替尼、奥希替尼、阿美替尼和克唑替尼等因不受食物影响或影响较小，空腹服用或饭后服用均可。所以，建议服药之前先咨询药师，才能保证药物使用安全有效。

243. 服用抗肿瘤靶向药期间有什么忌口的食物？

食物中的成分有时候会影响口服药物的释放、吸收、代谢等，如西柚或西柚汁，含有呋喃香豆素，这种物质可以抑制参与靶向药物代谢的CYP3A酶，从而降低了某些靶向药物如厄洛替尼、克唑替尼等在体内的代谢和排泄，增加它们的血浆浓度，进而增加药物的毒性。西柚或西柚汁还可能影响肠壁的CYP3A酶，影响塞瑞替尼的吸收，也应避免食用。

244. 镇痛药物有哪些分类？

第一类为非甾体抗炎镇痛药，常用的有阿司匹林、布洛芬、消炎痛、扑热息痛、保泰松、罗非昔布、塞来昔布等。这类药物镇痛作用比较弱，没有成瘾性，使用广泛、疗效确切，用于一般常见的疼痛，但如果使用不当，也会对人体健康造成损害。第二类是中枢性镇痛药，以曲马多为代表。此类药物是人工合成的中枢性镇痛药，属于第二类精神药品，为非麻醉性镇痛药。曲马多的镇痛作用比一般的解热镇痛药要强，但又不及麻醉镇痛药，其镇痛效果是吗啡的1/10，主要用于中等程度的各种急性疼痛及手术后疼痛等。第三类是麻醉性镇

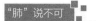

痛药，以吗啡、哌替啶（杜冷丁）等阿片类药为代表。这类药物镇痛作用很强，但长期使用会成瘾。这类药物有严格的管理制度，不能随便使用，主要用于晚期癌症患者。除上述三类镇痛药外，还有其他一些镇痛药，如中药复方镇痛药等。

245. 镇痛药是否会"上瘾"？

人们经常将阿片类药物的耐受性、躯体依赖性等同于"成瘾性"。实际上，世界卫生组织（WHO）已经不再使用"成瘾性"这一术语，替代的术语是"药物依赖性"。药物依赖性可能会造成生物机体上、精神上、社会上以及它们相互之间的一些不良后果。药物依赖性又分为躯体依赖性和精神依赖性两大类，躯体依赖性不等于"成瘾性"，而精神依赖性才是人们常说的"成瘾性"。长期用阿片类药物后对药物产生一定的躯体依赖性，突然中断用药时出现戒断症状，表现为焦虑、情绪激动、震颤、皮肤潮红、全身关节痛、出汗、上呼吸道症状、发热、恶心、呕吐、腹痛、腹泻等。对阿片类药物产生的躯体依赖性并不影响继续合理使用镇痛药，通过逐步减量可避免身体依赖的发生。

246. 镇痛药是否会产生"耐药性"？

镇痛药，尤其是阿片类药物会产生耐受性。主要临床表现为随着阿片类药物使用时间的延长，患者会对其作用与不良反应产生耐受，并且可能在一定程度上增加阿片类药物的用药剂量。

247. 为什么用了镇痛药还是会疼痛？

每个人对疼痛的耐受力不同，医生给药会受到患者疼痛主诉的影响，患者又往往因害怕成瘾、不了解镇痛治疗而不按时服药，这就造成服药效果不尽如人意。镇痛药要遵医嘱按时服用，并按照正确的指导用药，如吗啡控释片服用时不可切开或咬碎，芬太尼贴剂普通型不可用剪刀剪开。切忌痛时服药，不痛不服药的理念。了解药物的作用及副作用，及时向医生反馈自己疼痛缓解程度，便于医生按疼痛程度及时调整药物。

248. 什么时候需用杜冷丁？

杜冷丁通用名为"哌替啶"，是老百姓最熟知的镇痛药物。它的适应证为手术后疼痛、胆绞痛等急性疼痛，但因其长期使用会引起累积的神经毒性，故并非治疗癌痛的药物。对于癌痛患者，可使用的镇痛针剂有吗啡注射液、布桂嗪注射液，并且这些药只能在医院内使用。

249. 阿片药物的不良反应有哪些？

恶心、呕吐、头晕、便秘是阿片类药物最常见的不良反应。恶心呕吐多见于初次用药患者，多发生在用药初期，只要继续服用3～5天，这些反应就会减轻或消失。便秘是最持久的不良反应，会持续整个用药过程，且随着药量加大，便秘也会加重。所以用药期间应多喝水，多吃富含纤维的食物。发生便秘应及时使用通便药物，如番泻叶、麻仁丸、乳果糖等。若出现嗜睡、谵妄、神志不清、呼吸困难等不良反应时应及时就医。

250. 呼吸系统常用药物有哪些？

作用于呼吸系统的药物包括平喘药、镇咳药及祛痰药。平喘药是用于缓解、消除或预防支气管哮喘的药物，主要适应证为哮喘和喘息性的支气管炎。镇咳药是作用于咳嗽反射中枢或外周部位，抑制咳嗽反射的药物。祛痰药能增加呼吸道分泌，稀释痰液或降低其黏稠度，使痰易于咳出，改善咳嗽和哮喘症状。

251. 哪些情况是术后的正常反应，不需要服药？

术后出现咳嗽、咳痰及低热属于自然状况。呼吸系统手术大部分是全麻下进行，因为手术是全麻插管，因此手术后呼吸道分泌物会多，手术后咳嗽是正常现象。咳嗽可以排出分泌物，刺激肺扩张，不需要使用药物处理。术后低热与咳嗽无关，术后低热现象正常手术后都会出现，是机体自身吸收局部的积液或积血而产生无菌性炎症反应，无需特殊处理。

252. 服用退热药物是否有意义？

常规意义上的退热药只起降温作用，并不针对引起疾病的病原体进行治疗。比如细菌性肺炎引起高热时，首先需要使用抗菌药物控制细菌，从而达到彻底消炎降温的效果，如果仅仅使用解热药，体温只能暂时性降下来，过一会儿又会升上去，导致反复使用退热药。这种盲目降温还会导致患者因出汗太多而虚脱，反而不利于治疗。

253. 常用退热药有哪些？

常见的退热药有布洛芬、对乙酰氨基酚（扑热息痛）、尼美舒利、阿司匹林、柴胡注射液及吲哚美辛栓等。

254. 什么情况下需要使用退热药物？

建议体温到38.5℃以上时再用退热药，38.5℃以下的发热一般属于身体免疫功能可应对的安全范畴，不必吃退热药。此时可通过喝适量的温开水或口服补液盐，让身体出汗或排尿以助降温。还可以同时采取物理降温，如用低于体温的温水擦拭头颈和四肢，或用低浓度酒精擦拭腋下、手脚心等。如果过早用退热药，不仅会影响身体免疫功能，延长病程，还可能因退热掩盖了症状，加大原发病的诊断难度。

255. 服用退热药物有哪些注意要点？

服用退热药物以后，首先要观察体温的变化情况，大部分退热药物都是通过增加出汗而起到退热作用的。有一部分患者在服用退热药物以后大汗，甚至虚脱、休克。大汗以后患者的血容量可以急剧减少，出现出汗不止、心悸、口干、口渴、血压下降等症状，出现这种情况应该立即就医。很多人以为，退热药物就是治疗感冒的，一有感冒的症状出现就口服退热药，这是错误的。退热药物不能长期大剂量服用，否则可以引起肝肾功能损害、中性粒细胞减少、血小板减少，甚至可以发生再生障碍性贫血。因此，退热药物应该短期使用，最好别超过3天，并在医生指导下应用，以免引起严重的并发症。

256. 服用退热药物可能出现哪些不良反应？

服用退热药物后可能有轻度的胃肠道不适，偶有皮疹和耳鸣、头痛、影响凝血功能及转移酶升高等，也有可能引起胃肠道出血而加重溃疡。还有报道说在脱水、血容量低和心输出量低的状态下偶见可逆的肾损伤，过量服用可能有中枢神经系统抑制、癫痫发作等副作用。

257. 中药和西药能同时服用吗？

中药和西药之间有明确禁忌的，应避免联合使用；不存在配伍禁忌时可以选择联合用药；当给药途径相同时，目前普遍认为中药和西药应间隔半小时至1小时使用最佳。

258. 哪些中药和西药应避免联合使用？

（1）联合用药降低药物疗效：贯叶连翘应该避免与阿帕替尼、阿比特龙、埃克替尼、依维莫司、安罗替尼、奥希替尼、瑞戈非尼、索拉非尼、舒尼替尼、奥拉帕利、哌柏西利等联合使用，这是因为贯叶连翘为CYP3A4强诱导剂，在使用经CYP3A4代谢的抗肿瘤药物时，同时使用贯叶连翘会使抗肿瘤药物的浓度降低，影响药物的治疗效果。

（2）联合用药产生或增加不良反应：藿香正气水以及中药药酒等含有酒精的药物与头孢哌酮等头孢菌素类、硝咪唑类、磺胺类等药物联合使用时会出现双硫仑反应；石膏、牡蛎、珍珠、龙骨、蛤蚧等含钙较高的中药与洋地黄类药物地高辛等联合使用时会增强洋地黄类药物的毒性；含麻黄碱的药物如小青龙颗粒、复方川贝精片等与强心类药物联合使用可能会导致心律失常等不良反应。

（3）重复用药：部分含有西药成分的中药复方制剂，如感冒药维C银翘片除了含有金银花、连翘、荆芥等中药成分还含有对乙酰氨基酚、氯苯那敏等西药成分，降压药珍菊降压片除了含有野菊花膏粉、珍珠层粉还含有盐酸可乐定、氢氯噻嗪，降糖药消渴丸除了含有葛根、地黄、黄芪等中药还含有格列本脲。这些药物在与含相同成分的西药联合使用时，会出现重复用药，增加用药风险，用药前应咨询医师或药师。

六、心理调节篇

VI

259. 怎样正确面对得了恶性肿瘤的事实？

近年来我国肿瘤疾病发病率越来越高，甚至已逐渐超越了心脑血管病。同时，随着医学的不断发展，我们对肿瘤的治疗控制手段也越来越先进。虽然肿瘤重可危及生命，但及时进行科学合理的治疗，很多患者都可以长期生存，甚至实现治愈。确诊后，患者和家属不要惊慌失措，更不应该绝望、自暴自弃，而是应该向专业人员寻求可靠的信息和帮助。患者和家属在这个阶段会有很大的心理压力，情绪也会时常波动，这是很正常的。找到合理宣泄情绪的方式，解决好现实面临问题，才能真正化解眼前的困境。大家可以一起开诚布公的讨论：去哪家医院就诊，如何安排工作和生活，患者需要哪些帮助，治疗花费相关的问题等。首次就医最好选择市级肿瘤专科医院和三级综合医院的肿瘤科，以便获得更科学的治疗方案；患者、家人和专业团队之间也都要保持良好的沟通，才能让抗癌之路越走越顺利。

260. 癌症患者一般会出现哪些心理现象？

恶性肿瘤危害生命健康，确诊肿瘤对任何人都会产生巨大的影响。不同的人有着不同的性格和经历，因而会有不同表现，以下几种想法较为常见。

（1）渴望关怀：患者认为自己不再健康，应更多受到别人的关爱、陪伴和照顾。

（2）过分自尊：有的患者很想证明自己的能力，让自己感觉生活仍处于正轨。

（3）敏感多疑：患者开始仔细琢磨以前不在意的事，或是过分解读普通的话语，还可能感觉家属嫌弃自己、医生和护士在欺骗自己。

（4）情感波动：患者会变得焦虑，情绪大起大落，有时可能非常愤怒、暴躁，很快又变得消极、冷漠，甚至有孤独感和濒死感。

（5）罪恶感：患病后医疗费用增加，老人、孩子无人照顾，会让患者感觉自己愧对亲友，产生负罪情绪。

261. 患者应该如何进行自我心理调节呢？

积极、健康的心态对肿瘤的治疗及康复至关重要。对于疾病，我们不应该悲观绝望、彻底放弃；也不应过度苛求，想药到病除。正确的做法是保持头脑清晰，客观面对疾病以及自己的各类需要、各种情绪，用开放的心态和家人朋友、医务团队去沟通，谨遵医嘱、积极配合治疗。良好的心态并非与生俱来，而是需要逐渐练习、调整。那么如何才能做好自我心理调节呢？

（1）学习疾病知识：患者应该对肿瘤有一些基础、科学的了解，包括目前医学界对肿瘤防治观点、目前研究进展以及常用的防治方法等。学习这些知识，患者在心里有底的同时，也能更好地配合医务人员，积极治疗。

（2）勇于面对现实，树立康复信念：从确诊开始，患癌已成定局。坦然面对现实，能帮助患者和家属尽快调整状态，更好地投入到下一步康复过程中。俗话说"困难像弹簧，你弱它就强"，只要有勇于斗争、不言放弃的决心和毅力，就能实现最佳的康复效果。要相信，每迎来一次朝阳，就有更多时光能做热爱的事、能与亲人朋友多些陪伴；多坚持一天，局面就有可能峰回路转。

（3）积极自我调节，保持平衡心态：情绪是人人都有的正常反应，我们要做情绪的主人。患者可以通过体育锻炼、阅读书籍、欣赏音乐等爱好放松身心，也可以向家人或医务人员倾诉，或是找到合理的方法宣泄，避免长期处于焦虑、抑郁的状态。若陷入负面情绪无法自拔，可寻求专业心理咨询，遵医嘱用药治疗。

（4）活在当下：从患病到康复的过程和人生一样，是一场不确定终点的旅程。我们不能要求所有事情都按照预期发展，只能做好自己能做的事情，把握正确的方向。要知道，坚持治疗、积极配合医务人员，用良好的心态过好每一天，就能让患者迎来属于自己最好的结果。

262. 自我心理调节有哪些方法？

（1）建立合理认知：不合理的认知会让人常常处于失控感中，导致偏激的情绪反应。人的能力有限，不可能控制所有事，也不能总是顺心、满意，正视患病的事实是人生重回正轨的第一步。我们可以有意识地调整不良认知，实现理性思考，从而减少困扰和烦恼。

（2）正视情绪：无论有怎样的情绪都是正常的，但我们不应该被任何一种情绪裹挟，而是应该通过意识到自己有情绪，识别它产生的原因，从而更好地了解自己、爱自己。坦诚接受各种情绪，不要盲目压制或隐藏，也不要激进地宣泄，才能维持个人的心理健康和良好的人际关系。要合理表达，找到适合自己、不伤害他人的宣泄方式，做情绪的主人。

（3）宣泄情绪：可以通过适当的途径来释放内心的情绪。包括和他人倾诉、高声唱歌、大声呼喊、大哭等，在不干扰公共秩序的前提下进行良性的发泄。也可以根据身体情况进行锻炼，通过运动后健康的疲惫感释放压力，重拾对人生的掌控感。

（4）转移注意力：可以去阅读、观影，欣赏音乐，外出旅行，甚至参加聚会、志愿者活动等，开阔眼界，放松身心，达到转移注意力的目的，让自己的身心短暂从疾病中抽离，给心灵放个假。

（5）积极暗示：自我暗示是一个常见且有效的调节方式，同样的一件事，用积极的心态暗示自己，可以对情绪和行为产生好的影响。我们可以在内心鼓励自己："这不算什么""我很有本事，也有很多助力""我的胜算很大""我能做到，我能挺过去"等。积极的信念会造就更强的动力，让我们更有勇气、更有决心实现自己的愿望。

（6）学会放松：当感觉疲劳或精力不济时，可以调整自己的日程计划，只进行必要的项目，并为自己合理安排休息，如安排午睡、规律作息等。还可以通过进行正念冥想的方法，感知当下自己的躯体，从而获得内心的平静：保持放松的姿势，在深呼吸过程中，感受躯体的各个部分及其状态，还可以分别使身体各部肌肉紧张后再放松，做完之后安静休息。

（7）正念训练：正念最初源于佛教，改良后的正念训练目前常用于心理治疗、辅助临床。我们可以把正念看作个体有意地、不加评判地关注"当下体验"的过程。"当下体验"可以是内心的情绪、感受，也包括所处的环境、生活状态。找一个无人打扰的环境，摆好舒服的姿势，可以根据喜好配上正念引导或是一段舒缓的音乐，从感受呼吸开始，体会此刻的心境、感受和周围环境。这一练习并不能直接解决现实问题，但可以鼓励个体减少被恐惧和焦虑内耗，拥抱生活的改变与不确定性，重新认识自己，更好地继续人生旅程。

每个人都有最适合自己的调适方法，重要的是行动起来，帮助自己的身心归于平衡。需要注意的是，以上调节方法仅能起到一定的缓解作用，如心理状态已经完全失衡，建议寻求专业援助。

263. "我没有做过任何坏事，为什么我得癌症？"这样的心理怎样调节？

一些患者常会有"我又没做过坏事，怎么得癌症""我怎么这么倒霉"等想法，这无形中是把疾病和善恶是非、因果报应联系到一起。真要说癌症的"因"，可能是不健康的生活习惯，或是不良的心态，也可能与基因遗传有关，但跟个人的命运、道德水准没有任何关系。我们要科学、客观地认识疾病的成因，避免不良的生活习惯，调整好心态。胡思乱想不仅不能帮助康复，还可能陷入过度自责或自怨自艾，给自己增加额外的心理负担。

264. 如何应对面对手术紧张、焦虑、害怕的心理？

（1）学习相关知识：很多时候患者并不是害怕手术，而是害怕未知。与专业人员及病友进行沟通，了解手术方式、术后护理等相关知识，弄清自己关心的问题，做到心中有数，冷静地面对这一治疗过程。

（2）保持良好心态：手术及康复过程可能会有一些不适感受，但手术是积极治疗肿瘤的一个环节，也可能是拥抱崭新人生的起点。尝试将紧张、焦虑转化为期待和欣喜，从不同的视角看待手术，调整自己的心态。同时，患者和家属应当树立康复信念，用其他术后患者的经历鼓励自己，鼓起勇气面对手术。

（3）进行放松训练：可以保持自然放松的姿势，双眼平视正前方后转为微闭，鼻吸嘴呼、均匀缓慢地深呼吸。身体条件允许时可伴随吸气握拳，呼气后慢慢放松，继而让全身肌肉松弛下来。还可以在脑海中想象一些美好的场景，如优美的景色，回忆爱人或宠物的模样，也可以是既往快乐、温馨的经历，也可以缓解紧张，帮助放松。

265. 后悔自己以前的生活方式，长期处于懊恼自责中，怎么办？

首先，不要和自己的后悔、痛苦做斗争，而是先接纳自己的悔恨：感觉后悔，说明已经认识到了过去生活方式存在的一些问题，这是改善的第一步。但是，过去的经历已成定局，即使悔恨也于事无补。我们无法改变昨天，但是可以改变今天和明天。俗话说"亡羊补牢，为时未晚"，学习科学的知识，根据自己的特点，总结出适合自己又健康的生活方式，能帮助我们在之后的人生路上过得更加健康、快乐。

266. 如何尽快回归家庭、回归社会？

治疗告一段落后，患者即将转变自己被照顾者的角色，开始回到家庭、工作中，这不仅要经历责任的变化，也要有心态上的改变。患者应该敞开心扉，和亲人、朋友坦诚地表达自己的感受、汲取有益的意见，从而获得理解与支持，减少孤独与恐惧感。另外，患上肿瘤虽然会让患者暂时脱离工作和家庭，但患者的人生不是完全失去了价值。在疾病的经历中，学到科学的保健知识，体会到健康生活方式的重要性，在与肿瘤的斗争中磨炼意志，这些都是患者得到的宝贵财富，可以用这些经历、品质为家人、病友乃至整个社会带来正能量，重新建立自己的社会关系，重塑人生价值感。

267. 怎么克服对死亡的恐惧？

从疾病的角度来讲，癌症已成为一种慢性病，带瘤生存的人不在少数，也有很多患者可以痊愈。很多时候我们发现，结局良好的患者不是因为治疗效果好才积极乐观，而是因为积极乐观，才造就了良好的治疗效果。科学已经证实，情绪对于神经、体液都有调节作用。负面情绪可能会影响进食、休息，会影响治疗的积极性，也就是说，越是害怕，越是容易走向不好的情况。

至于如何看待生命和死亡，其实是每个人都要面临的问题。"世人皆哭死，有生方有死，何不哭生？"如果从未活过，也就不会死去，但生能带来新的联结和温暖，所以人们仍因生而喜悦，死亡会让人失去自己所拥有的、离开自己所热爱的，所以因死亡而哭泣。其实大家都明白，死亡是一个必然的过程，我们要对抗的，正是这种无法掌控的失落感；我们要纠正的，是因为必然要发生的事郁郁寡欢——失掉了活的热情和乐趣。活在当下，把握住自己喜欢的、热爱的；顺其自然，让生命达到一种超脱、自在的境界，这是一种智慧。

七、功能康复篇

VII

（一）呼吸功能锻炼

268. 什么是腹式呼吸？

人类的呼吸通常分为两种方式：胸式呼吸和腹式呼吸。胸式呼吸是以胸廓起伏进行的呼吸运动，而腹式呼吸则是以腹肌为动力所进行的呼吸。一般情况下，我们通常是胸部和腹部联合运动而进行呼吸运动。腹式呼吸运动的方式为吸气时肚子尽量向外鼓起，呼气时腹肌自然放松，将气体呼出。建议吸呼比为1：（1.5～2）。即吸气时如果用1秒的话，呼气就应该用1.5～2秒。胸外科术后患者最好再配合缩唇呼吸，鼻吸口呼，用鼻子深吸气，呼气时，嘴唇噘起呈吹哨状，缓缓将气体呼出。

269. 手术后为什么要做腹式呼吸？

腹式呼吸运动是胸外科术后非常好的一种锻炼方式。它的优点如下。

（1）增加肺活量：肺活量是指在尽力吸气后再尽力呼出的气体总量，代表肺一次最大的机能活动量，是反映身体状况的重要指标之一。一般情况下，肺活量越大越好。腹式呼吸是可以增加肺活量的好方法。

（2）促进肺复张：正常情况下，我们的胸腔里是呈负压状态的。在吸气运动时，将空气"抽吸"到肺内，血液在肺部与氧气相结合，再由心脏泵到身体的各个器官去。患者做肺癌手术后，会在手术的部位放置胸管（或引流管），目的是将手术一侧的气体和液体引出。只有将多余的气体和液体引出，肺才可能重新打开，也就是"复张"，胸腔内会重新建立负压状态。腹式呼吸运动在吸气时会迫使膈肌下降，膈肌将胸腔和腹腔分隔开，膈肌下降会使胸腔内负压增加，可以促进肺的复张。

（3）增加氧合：腹式呼吸是由腹肌用力的深呼吸，这种深呼吸可以吸进更多的空气，人体可以利用到更多的氧气，使各器官用氧更为充足，从而保证器官的正常运行。

（4）缓解疼痛：外科术后患者因为伤口的关系会常常感觉疼痛，深呼吸可以降低疼痛的感觉。另外，由于胸外科手术的伤口通常在胸壁上，患者尽量采取腹式呼吸，减少胸廓起伏牵拉伤口，可以有效缓解伤口的疼痛。

270. 什么是有效咳嗽？

有效咳嗽是在腹式呼吸的基础上进行的一种主动咳嗽。它是相对于"无效咳嗽"而言的一种咳嗽方式，是胸外科术后患者十分重要的锻炼方式，对患者的康复至关重要。

271. 术后为什么要做有效咳嗽？

做完胸外科手术的患者，经常会被医生或者护士要求"咳嗽"。很多患者都很疑惑，"我感觉没有痰，可以不咳嗽吗"或者"我真的很痛、很虚弱，还要咳嗽吗"。那么，为什么胸外科术后患者一定要做有效咳嗽呢？主要原因如下。

（1）排痰：如果有痰，务必要咳嗽出来。不然痰液积在肺中，可能会造成肺部感染、肺不张等，这些是医生不希望看到的"并发症"。如果出现了并发症，可能会延长住院时间、增加住院费用、给患者造成痛苦。痰液的蓄积也不利于患者吸入新鲜的空气，久而久之，身体可能会缺氧。

（2）促进肺的复张：有效咳嗽也会起到促进肺复张的作用。有的医生将有效咳嗽的过程比作"涡轮增压"，用力咳嗽会震荡肺部，促使肺重新张开。

272. 如何做有效咳嗽？

方法是：先进行2～3次腹式呼吸；在最后一次吸气末，屏住呼吸2秒钟；

突然打开气道和口腔，胸腔和腹腔联合用力呈爆发性的咳嗽，把空气从肺内驱逐出来。在这个过程中，如何才能体现咳嗽是"有效"的呢？个别患者可能会因为伤口疼痛不敢用力咳嗽，就会用嗓子咳痰，这种咳嗽我们认为是"无效"的，它不能起到应有的作用，还有可能伤害到喉咙。有效的咳嗽是一种"气沉丹田""发自肺腑"的咳嗽。

273. 每天做几次有效咳嗽？

做完胸外科手术后的患者，最好每两个小时做几次有效咳嗽。咳嗽的最佳时机是在雾化吸入之后，因为这时的痰液是最稀释的、最松动的，是最易咳出的状态。

在做有效咳嗽的同时，患者还应保证休息和睡眠。术后锻炼固然重要，但休息和睡眠也同等重要。患者应平衡好锻炼和睡眠的关系，锻炼与休息要适度结合。理想的方式应为：夜间保证良好的睡眠，白天尽量按照医护人员的要求进行锻炼，中午午休。尽管咳嗽很重要，但并不是咳嗽得越多，康复得越快。所以，适时休息也是必要的。

其他特殊情况。如医生交代暂时不要剧烈咳嗽，比如患者可能有活动性出血倾向，剧烈的咳嗽可能导致引流液增多。或者患者在咳嗽的过程中出现心慌、头晕、胸闷等不适，出现这些情况的时候，则需要暂缓咳嗽。

274. 痰是如何产生的？

痰是由呼吸道黏膜上的腺体分泌出来的黏液。我们的气管和支气管每天都在分泌液体，用来湿润黏膜和粘住空气中的灰尘和微生物，保护我们的呼吸道。当呼吸道黏膜受到刺激时（如感染、过敏、烟雾、灰尘、手术麻醉中的气管插管等），呼吸道黏膜上的腺体分泌的黏液就会增多。痰中还含有细胞碎片、微生物、白细胞等物质。正常情况下，腺体分泌的黏液会被上呼吸道的纤毛推动到口腔部位，从而被咽下或吐出体外。如果呼吸道感染时，黏液会增多并黏稠，颜色也会发生变化，可能呈现黄色或绿色。所以，痰液性状和量也是医护人员判断患者是否发生感染的重要指标之一。

275. 为什么肺癌术后患者会有痰？

即使不做手术，人类的气管和支气管每天也会产生痰液，用来湿润黏膜和粘住空气中的灰尘和微生物。肺部手术后的患者可能会比术前痰量要多。原因如下。

如果患者既往吸烟，那么术后可能会痰多，吸烟是一个刺激气管产生痰液的重要原因。烟草烟雾中含有大量有害物质，这些有害物质会引起支气管黏膜增生，杯状细胞增多，分泌大量黏液，导致痰液增多。吸烟也会引起支气管痉挛，黏液高分泌，导致痰多不易咳出。长期吸烟也会影响支气管黏膜表面的纤毛摆动功能，影响人体的排痰功能。所以越早戒烟越好，建议术前至少戒烟2～4周。

肺癌手术一般全身麻醉。全身麻醉后患者的自主呼吸消失，为确保患者呼吸道通畅，需要在患者的气管内放置一根气管导管与麻醉药机相接控制呼吸。气管导管插入到患者的气管内，在手术结束后，麻醉师会将气管导管拔除。插入气管的导管是异物，它会刺激气管产生痰。

如果术后出现肺部感染、胸腔积液等并发症，也会表现为痰多。但此时往往会合并其他症状。

276. 咳嗽时伤口很痛怎么办？

咳嗽时伤口疼痛是十分正常的表现，但有效咳嗽对于患者的康复非常重要，所以尽管有一些疼痛，医护人员还是会要求患者尽可能地做有效咳嗽，来帮助自己快速康复。但是也有一些方法可以减轻伤口的疼痛，如可以将手掌放在伤口两侧，在患者用力咳嗽时，垂直于伤口向内用力，这样可以减轻伤口的张力，降低伤口的疼痛感觉。另外，如果疼痛难忍，可以稍作休息，或在使用镇痛药后疼痛缓解再继续咳嗽。

277. 什么是雾化吸入？

雾化吸入是将含有药物的溶液经过雾化吸入器加以气化，气化成患者可吸入的雾状小液滴，随患者呼吸送入气道和肺部的一种给药方式。雾化吸入的药物作用包括抗炎、稀释痰液、扩张支气管等。所以我们在做雾化吸入的时候，尽可能深呼吸，将药液的雾粒深深吸入气道和远端支气管，使其充分与痰液相结合，发挥最大的药效。

（二）肢体功能锻炼

278. 为什么术后会觉得手术一侧的上肢和肩膀疼痛？

胸外科术后患者在手术后第二天往往会觉得手术一侧的胳膊和肩膀十分酸痛，这与手术中长时间摆放体位有关。在手术过程中，医生为了最大限度地暴露手术区域，会让患者侧卧在手术床上，上肢举起在头侧，露出胸部以便于手术。这样几个小时下来，上举的胳膊和肩膀由于一直摆同一个姿势就会觉得僵硬、麻木和酸痛。这是很正常的现象。术后通过合理的锻炼，疼痛会逐渐缓解恢复到术前水平。

279. 什么样的患者术后不能过度活动手术侧的胳膊？

小切口开胸的患者，因会有一根引流管放置在切口附近的肌肉层内，通常叫做皮下引流，过度频繁活动术侧胳膊会造成肌肉与引流管的摩擦，有出血的可能。术侧上肢进行日常的刷牙、吃饭等动作是可以的，需要避免的是肩关节的大幅度、频繁的活动。待引流管拔除之后，就可以进行正常活动了。

280. 如何进行上肢功能锻炼？

患者可以自理，如用患侧手刷牙、梳头、吃饭、喝水等。术后第1日即可开始做肩臂的主动运动，方法包括术侧手臂上举、外展、爬墙以及肩关节向前、向后旋转，拉绳运动等，以使肩关节活动范围恢复至术前水平（图12）。活动要循序渐进，以患者能承受的程度为准。

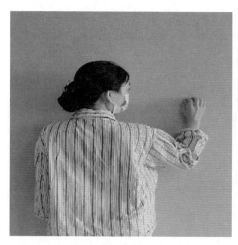

爬墙1

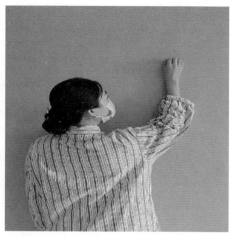

爬墙2

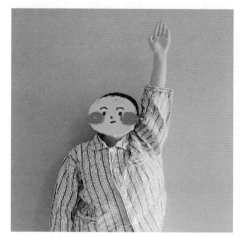

上举

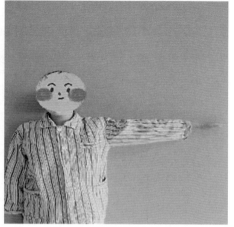

外展

图12　上肢功能锻炼示意

281. 如何进行床上下肢功能锻炼？

手术当日患者清醒后，即可在床上开始下肢活动。最初可从脚踝部向左、向右旋转开始，膝关节也可以以弯曲－伸直交替的形式活动。床上下肢活动的方法多种多样，术后第1日起，患者可根据自身情况从下列示范中选择进行（图13）。

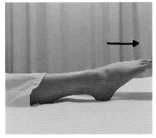
趾屈（背脚尖）

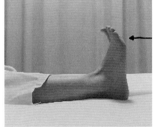
背伸（勾脚尖）

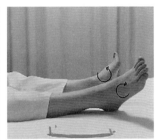
踝关节360°环绕

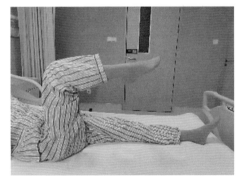
双上肢轮流屈伸、抬高

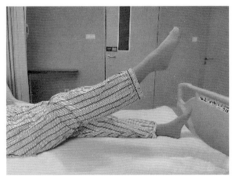
双下肢轮流抬高，脚部做环形运动

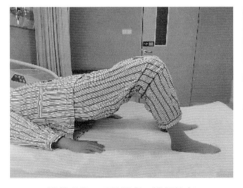
膝盖弯曲，双足蹬床，臀部抬高

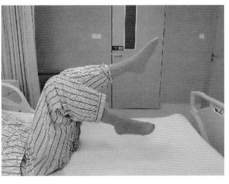
双下肢抬高，模拟空中蹬自行车

图13 下肢功能锻炼示意

282. 手术后下床时需要注意什么？

在病情稳定的情况下，患者需尽早下床活动，以减少并发症发生，如肺不张、坠积性肺炎、深静脉血栓等，同时能促进肠蠕动，减少术后腹胀。下床活动，要根据自己体质、病情而定，活动需循序渐进。手术后患者卧床时间较长，下床时需避免体位改变过快过猛，以防头晕跌倒，即医护人员所说的，术后患者下床需要注意预防由于体位的改变，导致脑供血不足引起的低血压。一般来说，在病情平稳的情况下，术后第1日晨起即可按上述"下床三部曲"完成下床或在床旁站立移步。活动过程中需注意妥善保护各引流管路，避免牵拉，出现头晕、气促、心动过速、心悸和大汗等症状时，应立即停止活动。术后3日内，可在他人扶持下围绕病床行走3～5分钟，活动范围应以床旁1～2步为宜，以后可根据患者情况逐渐增加活动量。需要特别注意的是，活动过程中如果患者感觉眩晕，应立即卧床休息，待症状缓解后，间隔几个小时再下床。下床活动以患者不感到疲倦为宜。术后3日以上，可以在走廊活动。活动过程中应注意保护胸管，防止脱出。

283. 手术后几天可以去户外？

什么时候可以去户外活动要根据手术方式、患者体质和康复情况等因素而定。去户外活动时要根据天气增减衣物，谨防感冒。

284. 为什么手术后要活动下肢？

术后活动下肢的主要目的是为了防止下肢静脉血栓的形成。手术可能会损伤血管壁，促进血小板凝聚功能增强，纤维蛋白溶解能力下降，加之恶性肿瘤本身释放促凝物质，提高血液凝血因子活性，导致患者血液黏稠。此外，患者经过长时间的手术，且术后卧床或者半坐卧位时间较长，使下肢肌肉长期处于松弛状态，因重力因素影响，使下肢血液回流受阻，导致血流缓慢。这些因素均可诱发下肢深静脉血栓。而早期活动可促进患者血液循环，防止下肢静脉血栓形成。因此，患者术后要尽早地、适度地活动下肢。

285. 什么是下肢深静脉血栓？

深静脉血栓是指血液在深静脉腔内不正常地凝固，阻塞静脉管腔导致静脉回流障碍的一种急性危重病症。而血液在腿部的静脉内不正常地凝结、阻塞管腔，导致静脉回流障碍，这就是下肢静脉血栓。容易导致下肢静脉血栓形成的原因包括长期卧床、血管损伤、恶性肿瘤、肥胖、血栓史、下肢静脉曲张、高龄等。

286. 为什么肺癌术后易发生静脉血栓？

静脉内膜损伤、血流缓慢和高凝状态是导致深静脉血栓形成的三大要素。肺部手术患者可能同时具备血栓形成的三大要素。首先，肺部手术要切除一部分肺组织，术中会损伤一部分血管壁，促进血小板凝聚功能增强，使血液更易凝集。此外，术中的几个小时，患者处于被迫体位，同时手术室的温度较低，都会导致血流速度变慢。最后，肿瘤细胞会释放促凝物质，提高血液凝血因子活性，使肿瘤患者血液处于高凝状态。因此，肺癌术后易发生静脉血栓。

287. 血栓会对人体有哪些危害？

下肢静脉血栓如不及时治疗或治疗不当，可致患肢功能完全或部分丧失而致残；如果发生栓子脱离原发部位，则可引起急性肺栓塞（PE），阻塞了肺动脉主干或大的分支，可引起大面积肺梗死，这是一种死亡率非常高的并发症，患者常在数小时内死亡。因此，下肢静脉血栓应早预防、早发现、早治疗。

288. 为预防血栓可以采取哪些措施？

目前预防下肢静脉血栓的方法包括机械性预防和药物预防。机械性预防包括按摩下肢、弹力袜、间歇性压力泵等，主要是通过促进下肢的血液循环来预防下肢静脉血栓。药物预防是指通过应用一些抗凝药物来预防下肢静脉血栓，比如注射低分子肝素。医护人员会根据患者发生静脉血栓的可能性来决定采取哪些方法。

289. 抗血栓弹力袜的原理是什么？

手术时间长、术后患者卧床等都可能造成手术后下肢静脉血栓的发生。此外，恶性肿瘤、肥胖、高龄、留置中心静脉导管等也容易导致下肢静脉血栓的形成。术后穿弹力袜，通过由脚踝到大腿逐级递减的压力，利于下肢血液的回流，有效预防下肢静脉血栓的发生。

290. 如何正确穿着抗血栓弹力袜？

患者手术回病房后，护士立即为患者穿上弹力袜。出院后，可以每日晨起穿弹力袜。若已起床活动，下肢血液较充盈，穿弹力袜费力时，应重新躺下平卧抬高下肢10分钟，使静脉血排空再穿。刚开始时可由他人协助穿袜，适应后患者可自行穿袜，每天坚持穿弹力袜至少术后半年。穿袜时将袜外翻至脚踝处，从脚尖向脚跟依次套入，然后展开至踝部及小腿部。轻轻牵拉医用弹力袜的脚尖部分，以保持脚趾良好的活动性。穿袜时，应经常检查袜子有无皱褶、滑落，以免影响效果。

住院期间，每天可以脱下弹力袜两次，检查下肢皮肤情况。脱袜应从顶部开始，手指协调抓紧弹力袜的内外侧，将弹力袜外翻，慢而稳地把弹力袜顺腿脱下。需注意每次脱袜时间不宜超过30分钟，休息活动片刻后请再次穿上弹力袜。

291. 弹力袜如何保养？

弹力袜需保持清洁，应用温水、中性皂液手洗，不要用力过猛，避免损害特殊弹性纤维，勿使用漂白剂、热水或洗衣机清洗。洗后不要拧干，用手挤或用干毛巾吸除多余的水分，吊挂或平铺阴干，避免阳光曝晒损伤袜子。穿久产生的弹力袜线头勿拉剪。请勤剪手脚指甲，在干燥的季节要预防脚后跟皮肤皲裂，特别注意在穿或脱弹力袜时，避免刮伤弹力袜。此外还要经常检查鞋内是否平整，防止杂物造成弹力袜不必要的磨损。

八、日常生活与康复篇

VIII

292. 外科手术后为什么需要复查？

外科手术后，机体的结构和相应的功能都会出现改变。需要通过复查对以上的改变进行准确的评估。另外虽然手术治疗是治疗肿瘤的有效手段，但不能完全避免复发和转移，需要通过复查来判断患者是否发生肿瘤复发。

293. 外科手术后复查项目有哪些？

术后复查包括头颅磁共振、腹部彩超、胸部CT检查、颈部淋巴结超声、血生化检查、血常规检查、血肿瘤标志物检查等项目。必要时需要进行支气管镜检查，骨扫描检查或PET-CT检查等，具体情况需要具体对待。

294. 复查多长时间没有复发就说明痊愈了？

肿瘤一般需要较长时间的反复治疗。早期肿瘤治疗即使可以做到根治，但因为肿瘤与环境、基因等多重因素有关，复发或再次患肿瘤的可能性依然存在。对于局部淋巴结转移的肺恶性肿瘤，术后通常需要辅助治疗，需要长期随访及较短的随访间隔。

295. 手术治疗后什么时间复查？

一般来说，肺部手术后患者需要持续复查，对于肺恶性肿瘤，术后第1年，每3个月复查一次；第2年，每半年复查一次；以后每年复查一次，持续终身。对于肺良性肿瘤，通常每年复查即可。术后第1年并不是每次复查都查胸部CT，主要是复查与手术相关的项目。但术后每年至少要做一次胸部CT，有助于发现肺部微小病灶转移并及时治疗。尤其是Ⅲ期非小细胞肺癌术后患者，更要进行定期复查。复查方案也可以遵医嘱进行。

296. 化疗结束后什么时间复查？

肺癌的化疗通常需要4周期。在完成全部的化疗周期后，首次复查时间在结束1个月内进行。以后2年内每3个月复查一次。2年后每6个月复查一次。复查内容基本同化疗前的检查。肿瘤患者定期复查和随诊，可以及时发现有无复发和转移，便于及时治疗，提高患者的生存期。

（一）异常症状处理

297. 伤口多久才会愈合？

胸部手术伤口的愈合通常需要7～10天，但临床上很多因素影响伤口愈合速度。影响伤口愈合的因素包括下面几个方面。

（1）年龄：年轻人伤口愈合比老年人快，儿童和青少年因新陈代谢速度快，愈合时间较成人快。

（2）营养状况：蛋白质和维生素是促进伤口愈合的重要营养物质。患者营养不良会影响愈合。

（3）伤口异物、感染或出血会阻碍伤口的愈合。

（4）局部血液供应：伤口周围如有充足的血液循环可供给营养、白细胞、抗体等，同时带走代谢产物而促进愈合；若伤口周围水肿或淤血，则受伤部位供血不足而影响愈合；长期糖尿病患者通常伴有外周血管病变，影响伤口愈合。

（5）活动情况：受伤部位过度活动使伤口边缘分离而影响愈合。

298. 伤口有渗液怎么办？

伤口处有渗液时建议前往医院就诊，并进行相关检查，明确是否有感染或伤口裂开的情况发生。若渗液较多，将敷料渗湿，则应立即前往医院更换敷料并进行相应处理。

299. 伤口有些痒怎么办？

引起术后伤口部位发痒主要有两种原因：生理性原因与病理性原因。在伤口恢复时，各种组织都要加快生长来弥补受损的部分，但它们的生长速度不一样，结缔组织生长最快，上皮组织次之，神经组织生长最慢。当伤口快长好时，神经末梢才长进新生的结缔组织和皮肤。新生的神经末梢十分敏感，稍受刺激就产生冲动，而导致产生痒的感觉，此为生理性原因。病理性原因主要为伤口感染发炎。对于生理性的伤口发痒，一般不需要做特殊处理，但要注意避免抓挠伤口。如果患者实在难以忍受，可在医生指导下使用一些止痒的药物。对于病理性原因导致的伤口发痒，首先应该注意控制伤口炎症，在医生指导下用碘伏或生理盐水冲洗伤口，同时服用相关药物辅助治疗。

300. 伤口周围有麻木、蚂蚁爬的感觉，怎么办？

在伤口愈合过程中，常常会出现麻麻的感觉，或者像蚂蚁在爬的感觉，这是十分常见和正常的现象。皮肤受到损伤后，断离的血管和神经会在生长因子的作用下逐步恢复、重新生长，新生的神经末梢非常敏感，可能会在局部产生异样的感觉。这是正常的生理反应，无需担心或处理。随着伤口的愈合，这种异样的感觉会慢慢消失。但是也要注意伤口周围是否有红肿热痛等炎症反应，如果有，说明伤口发生感染，需要尽快去医院处理。

301. 伤口有些红肿怎么办？

伤口周围有红肿可能是伤口感染的表现。感染严重时可能会引发菌血症，甚至导致死亡。因此，伤口发生红肿时，应密切注意伤口周围症状是否有进展，或是否伴有体温升高等全身症状的发生。若出现伤口破溃、脓肿形成等，应尽快前往医院就诊，遵医嘱服用抗菌药，并予以局部清创、引流等处理，促进伤口愈合。

302. 出院后一直干咳怎么办？

手术对肺组织的损伤造成局部慢性炎性反应以及手术后形成的瘢痕、气道内缝合线等异物的刺激，都可能造成肺部术后患者出现干咳。因此，患者出院后持续干咳时无需紧张，随着时间的推移，此症状会渐渐减轻直至消失。咳嗽影响休息、睡眠和日常活动时，可遵医嘱使用镇咳药物。

303. 什么是物理降温？

物理降温是用低于人体温度的物质作用于人体皮肤，通过神经传导引起皮肤血管的扩张或收缩，增加皮肤的散热能力，从而降低体温的方法。物理降温分为局部降温和全身降温，局部降温包括使用冰袋、冰帽；全身降温包括温水擦浴、酒精擦浴、使用冰毯机等。

304. 如何做物理降温？

局部降温最常使用冰袋。使用冰袋时要先检查冰袋有无破损，检查患者用冷部位皮肤有无破损，避免患者皮肤和冰袋直接接触，冰袋可用小毛巾包裹，或者隔有衣物。冰袋应放置在前额、头顶部和体表大血管流经处（如颈部两侧、腋窝、腹股沟、腘窝等处），这样可以通过给血流降温将体温降下来；禁止将冰袋放置在心前区、枕后、足底、腹部等处，以免发生不适。用冷时间最长不超过30分钟，随时观察局部皮肤情况，确保患者局部皮肤无发紫、麻木及冻伤，如有异常立即停止用冷。

全身降温常用温水擦浴和酒精擦浴。温水擦浴方法：盆中盛32～34℃温水，毛巾浸在水中拧至半干擦拭患者双上肢、腰背部、双下肢，擦至腋窝、肘窝、手心、腹股沟、腘窝处稍用力并延长停留时间，以促进散热；环境安静整洁舒适、室温适宜、关闭门窗。酒精是一种挥发性液体，刺激皮肤血管扩张，擦浴时在皮肤上迅速蒸发带走机体大量热能，散热效果强，操作方法同温水擦浴法，酒精浓度25%～35%，对酒精过敏和有出血倾向的高热患者禁用。

305. 为什么发热时要保持口腔卫生？

我们口腔的温湿度和食物残渣非常适宜微生物的生长繁殖，致使口腔内存有大量致病和非致病菌，当机体处于健康状态时，机体抵抗力强，唾液中的溶菌酶具有杀菌的能力，再加上喝水、进食、漱口、刷牙等活动可达到减少和清除致病菌的作用；当机体出现异常，发热时机体水分大量蒸发，患者唾液减少，口腔黏膜干燥，这种口腔环境十分利于病菌迅速繁殖，极易引起口腔炎、黏膜溃疡等口腔疾患，所以患者发热时还应特别注意口腔的卫生情况。

306. 发热时为什么要多喝水？

因为要补充身体丢失的水分，防止患者虚脱；多喝水有利于通过代谢帮助散热。人体体温升高时心率和呼吸都会有不同程度的增快，人体细胞代谢也会增快，各种代谢都需要水的参与，所以身体此时对水的需要量会增加，消耗也就会增多；高热时人体为维持相对正常的温度，要进行自身的调节，其中很重要的一点是通过皮肤蒸发散热，高热的患者常伴有不同程度的出汗，也增加了水分的丢失，呼吸加快也会挥发一定的水分，所以患者发热时应该多喝水。

307. 发热到什么程度需要尽快到医院就诊？

人体正常体温在36～37℃。37.3～38℃为低热，38.1～39℃为中等发热，大于39℃为高热。出现不明原因的反复发热或持续发热使用药物降温和物理降温不缓解的情况下，需要患者及时到医院就诊，切勿擅自反复使用退热药以免延误病情。

308. 手术后为什么会感觉疲乏？

手术后疲劳综合征是指患者在大手术后表现为极度疲劳，不能集中注意力，行为缺乏主动性思维的一组症候群，时间持续数天至1个月。与手术创伤、术后营养摄入减少、营养状况减退、术后心肌功能受损、心情焦虑抑郁有关，大手术也会引起机体内分泌、代谢等一系列改变。癌因性疲乏因素是由于癌症患者长期的睡眠休息不足、生活学习规律被打乱、营养不良、恶病质、疼痛、体重减轻、毒性代谢物、贫血、卧床、药物治疗所造成的。

309. 感觉疲乏怎么办？

有以下几种方法可帮助患者减轻疲乏。

（1）行为放松技巧：如渐进式肌肉放松、冥想放松等。必要时可以去心理门诊就诊，咨询心理医生。

（2）音乐治疗：有研究发现，平静和缓的音乐可有效减轻患者的焦虑和抑郁，达到缓解疲劳的效果。可以听一些自己感兴趣的音乐，时间不宜过长，每次60分钟为宜，并变换乐谱。音量大小适宜，以不大于70分贝为佳。

（3）有氧运动：有氧运动是最好的生理镇静药，运动时机体神经系统产生微电刺激，这种刺激能缓解肌肉紧张和精神抑郁，而且能使大脑皮质放松，减轻心理紧张。进行有氧运动需评估患者的脉搏和活动耐受度，根据患者情况调节活动量。运动需循序渐进，任何呼吸短促、脉搏加快、肌肉酸痛等不适症状均需停下来休息。患者可选择自己喜欢的运动方式，如散步、骑车、打太极拳等活动均可，每次30分钟，每天1～2次。

310. 什么是咯血？

咯血是指喉部以下的呼吸器官（即器官、支气管或肺组织）出血，并经咳嗽动作排出的过程。肺癌患者咯血主要是由于肺组织血管丰富及肿瘤的侵入，使肺毛细血管通透性增加，血液渗出。早期可出现痰中带血或少量咯血，当病变组织侵入较大的血管或肿瘤细胞本身坏死、溶解、溃疡时即可出现中等量咯血或大咯血，此时易引起休克、窒息甚至危及生命。

311. 咯血怎么办？

需要尽快就诊。在家里时要保持环境安静，患者尽量保持冷静、避免紧张，紧张时血压升高，可能会加剧咯血的发生。患者取侧卧位，如咯血可轻轻将血液咳出，防止血液流入肺内导致窒息。如发现咯血突然停止，并出现胸闷、烦躁、出冷汗，甚至面色发紫，则表示出现咯血窒息，可取头低足高位，并轻轻拍背，同时将患者嘴撬开（取下义齿），把口腔及咽喉部血块掏出，这样可使气管内积血受重力影响流向口腔，减少堵塞，使部分患者窒息得以缓解。

312. 什么是皮下气肿？

胸部皮下组织有气体积存时称为皮下气肿，以手按压皮下气肿的皮肤，可引起气体在皮下组织内移动，可出现捻发感或握雪感。用听诊器按压皮下气肿部位时，可听到类似捻动头发的声音。胸部皮下气肿多由于肺、气管或胸膜受损后，气体自病变部位逸出，积存于皮下所致。

313. 发生皮下气肿怎么办？

通常情况下，对于皮下气肿无需特殊治疗，但应及时控制气体的来源，防止皮下气肿的范围扩大。一般皮下气肿往往可以在几天之内自行吸收。也可沿气肿部位最大下界自下而上，按压推挤皮肤，促使气体排出。咳嗽、活动、排便时避免过于用力而加重皮下气肿。如气肿严重或积气大量集中，医生会给予插管排气。

314. 肺癌患者为什么会觉得胸闷、气短？

肺部手术可能会切除部分肺组织，降低了肺功能，因此会出现气短的情况。如果不伴有其他不适，这种情况会随着时间的推移，健康肺组织代偿损伤肺组织的功能而得到缓解。

如果肿瘤进展，那么肿瘤压迫或阻塞主支气管或叶支气管时，也可影响肺功能，导致胸闷气短。

315. 感觉胸闷、气短怎么办？

胸闷气短会影响患者休息及活动，建议患者睡觉时背部垫高，使膈肌下降，减少对肺部的压迫，必要时可以吸氧，有痰液尽力咳出，可以使用一些化痰药帮助清理呼吸道。居家时可以准备指氧仪监测血氧的变化，正常人体血氧饱和度为95%～100%，如血氧指标正常，患者感到胸闷气短，可以再观察。如果胸闷气短情况严重，同时血氧指标低于正常值，应及时就诊。

（二）家庭吸氧

316. 什么情况下需要吸氧？

吸氧治疗是针对缺氧人群才会有效，健康人吸氧并无特殊益处。吸氧是利用补给氧气改善人体的生理、生化内环境，促进代谢过程的良性循环，以达到治疗疾病、缓解缺氧症状、促进康复和预防病变、增进健康的目的。是否需要吸氧看两个指标：一是抽血查看动脉血氧分压，正常情况在80～100mmHg，如果低于60mmHg就已达到呼吸衰竭的程度，需要及时吸氧。另一个指标是通过仪器测量动脉血氧饱和度，如果血氧饱和度低于95%，则需要进行吸氧治疗。因此，患者不缺氧时是不用常规吸氧的。

317. 氧气流量是越大越好吗？

不是。高浓度长时间的吸氧会出现氧疗副作用，常见副作用如下。

（1）氧中毒：表现为胸骨后灼热感、疼痛，继而出现呼吸增快、恶心、呕吐、烦躁、断续干咳。

（2）肺不张：高浓度吸氧后肺泡内氮气被大量置换，一旦支气管堵塞其所属肺泡内氧气被肺循环血液迅速吸收引起吸入性肺不张。

（3）呼吸道分泌物干燥。

（4）呼吸抑制：见于Ⅱ型呼吸衰竭。

318. 吸氧时可以进食、喝水吗？

可以。吸氧时正常呼吸即可，不影响患者进食、喝水。

319. 家庭吸氧时有哪些注意事项？

（1）用氧前，检查氧气装置有无漏气，是否通畅。

（2）注意用氧安全，切实做好"四防"——防震、防火、防油、防热。

（3）患者吸氧过程中，需要调节氧流量时，应当先将患者鼻导管取下，调节好氧流量后再给患者戴好；停止吸氧时先将鼻导管取下，再关流量表。

（三）健康生活

320. 肺癌患者出院后可以做哪些运动？

肺癌患者出院后，在日常生活中的运动量不宜过大，可以做一些适当的体育锻炼，如打太极拳、打排球、爬山等。

321. 如何把握活动量？

出院后，患者应适当进行运动，以不引起疲倦和疼痛为宜，若出现头晕、气促、心动过速、心悸和出汗等症状时应立即停止活动。

322. 为什么要坚持运动？

运动对健康有重要意义。研究表明，运动可以提高癌症生存者的心血管系统功能、肌力，降低患者的疲乏及疼痛程度，提升免疫力，帮助患者提升自尊心和幸福感，减少焦虑、抑郁等，提高患者生活质量。但是，患者也应注意对活动量的掌握，以免过度运动导致疲乏等症状的加剧，或影响机体恢复。

323. 患肺癌后还有必要戒烟吗？

有必要。吸烟对身体的危害毋庸置疑，越早戒烟对身体的好处越多，戒烟10年患肺癌的风险与从未吸烟者相当。患癌不代表就不会再得其他疾病，如果继续吸烟，很有可能会得与吸烟有关的其他疾病。其次，癌症治疗的多种手段都需要一个相对较好的体质去承担。如手术，需要患者有好的心肺功能，心肺功能不好会更容易发生麻醉意外或者术后并发症。放疗和化疗也是一样，体质较弱的患者发生不良反应的机会更多。所以，即使患癌，为了进一步治疗及今后较好的生活质量，戒烟仍是十分必要的。